JN274161

最新
ラリンジアルマスク

編集 安本和正

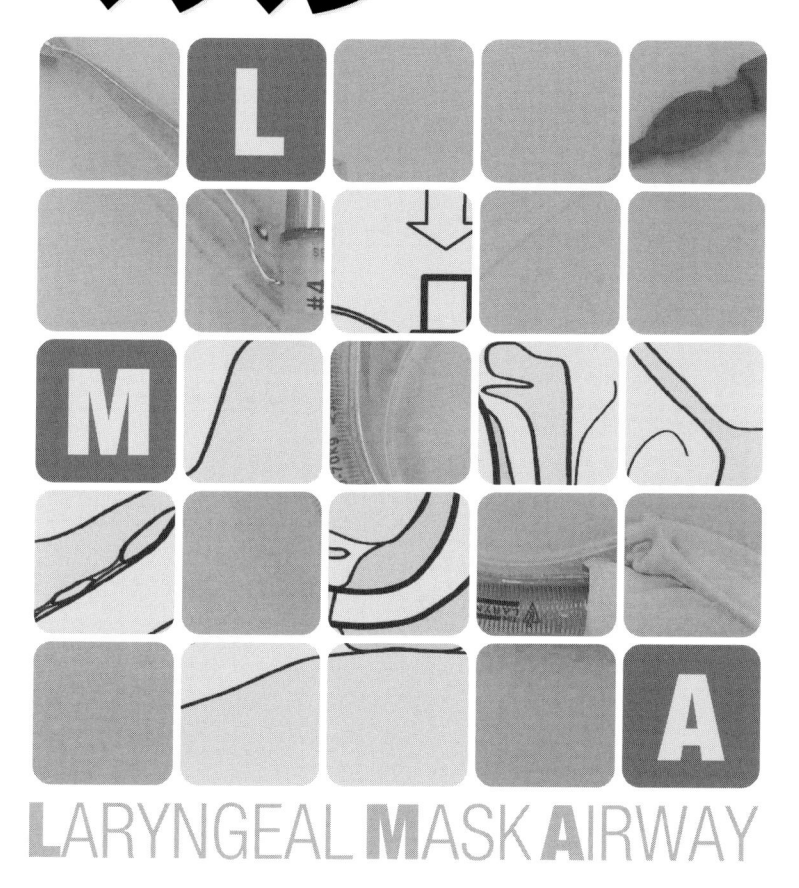

LARYNGEAL MASK AIRWAY

克誠堂出版

執筆者一覧
(執筆順)

安本和正	昭和大学医学部麻酔科学講座
浅井　隆	関西医科大学麻酔科学教室
岩崎　寛	旭川医科大学麻酔蘇生学講座
桑迫勇登	昭和大学医学部麻酔科学講座
青柳光生	千葉市立青葉病院麻酔科
中川　隆	愛知医科大学救命救急科
髙杉嘉弘	近畿大学医学部麻酔科学教室
古賀義久	近畿大学医学部麻酔科学教室

序文

　市販開始時ラリンジアルマスク（LMA）は，今日では標準型と称する1種類しかなく，サイズも4つだけであったが，その後改良と工夫が重ねられ，タイプは4種類に，サイズも7つへとそれぞれ増加した。この事実は，使用経験が増えるにつれてLMAの有用性が広く認識された事を示している。種類とサイズが増えたため患者の状況に適したLMAが選択でき，安全性もより一層向上し，現在では手術室だけでなく救急の場でもLMAは広く普及している。我が国では1992年より救急救命士法に基づき，心肺停止患者に対して救急救命士がLMAを用いて気道確保を行っている。一方，LMAが最初に使用された英国では1988年からLMAの市販が開始され，年間に531万例が全身麻酔を受けた2000年には，驚くことに半数から2/3の症例にLMAが用いられたという。この報告からも明らかなように，現在の麻酔ではLMAは気道確保法として不可欠である。使用開始当初は，LMAを用いるのは体表部手術で麻酔時間が短く，その上自発呼吸を維持する症例に限ると考えていた。あるいは簡単に気道が確保されるため，気管挿管が難しい症例に向いているとされた。しかし，約20年にわたるLMAの使用経験の蓄積により，LMAの使用法はかなり変わってきた。考案者のBrainは上腹部手術例におけるLMAの使用などとんでもないと言っていたが，気密性が向上したタイプが開発されたためか，現在では腹腔鏡下胆嚢摘出術においてもLMAはよく用いられている。

　著者は，幸いにも1991年と1994年の2回英国においてDr. BrainからLMAの使用法を直接伝授される機会を得たため，本邦において市販が開始された当初より抵抗感なくLMAを使用することができた。一方，食わず嫌いという言葉があるように，LMAの特性を体験することなく闇雲にLMAを遠ざけている麻酔科医もかなり存在しているようである。これは本当に残念な事実である。著者の施設では挿管困難症に対しては特に重宝しており，LMAの存在は我々麻酔科医の精神状態まで安定させてくれる。したがって，LMAは非侵襲的で患者に優しいと言われているが，麻酔科医にも同様のことが言えよう。上記のようにLMAの使用症例数は年々増加し，種類も増え，それに連れて使用法も変わってきたが，この方面に関する新しい解説書がないため本書の出版を企画した。LMAについての造詣が深い麻酔科医に，解りやすく記述して頂くようにお願いし，LMAに慣れていない方々にも理解しやすいようにと留意したつもりである。著者は，患者の安全のためにも全ての麻酔科医はLMAの使用法に習熟すべきと考えており，本書はその手助けになると期待している。もちろん，救急の第一線で活躍する救急救命士の諸兄にも役立つように配慮した。

　本書を紐解かれた読者がLMAを正しく使用され，一人でも多くの患者が安全な麻酔を受け，あるいは救命されたならば，編者として望外の幸せである。

2005年春　昭和大学病院にて
安本和正

目　次

序文

① **ラリンジアルマスクの種類と適応** …………安本和正…1

   1. LMAの概要 ……………………………………………………1

   2. 各種LMAの特徴 ……………………………………………3
      （1）標準およびフレキシブル™型LMA／4　（2）挿管用LMA／5　（3）人工呼吸用LMA／6　（4）ディスポーザブルLMA／8

   3. LMAのサイズ …………………………………………………8

   4. まとめ …………………………………………………………9

② **ラリンジアルマスクの使用に必要な解剖および生理学的知識** ………………………………………………浅井　隆…11

   1. マスクの構造と解剖学的位置 ……………………………11
      （1）解剖／11　（2）LMAの基本構造／11　（3）LMAの正常位置／13　（4）マスクサイズ／15　（5）麻酔の上気道に及ぼす影響／16　（6）LMA挿入時の解剖学的影響／16　（7）LMAの他処置への解剖学的影響／18　（8）マスクの位置異常／19　（9）マスクの挿入，換気困難の原因／20

   2. 生理 …………………………………………………………22
      （1）LMAの使用による生理反応／22　（2）消化管／22　（3）呼吸器系に及ぼす影響／26　（4）循環系に及ぼす影響／27　（5）眼圧に及ぼす影響／28　（6）頸椎に及ぼす影響／28

③ **ラリンジアルマスクの問題点** ……………岩崎　寛…31

   1. LMAの術中合併症 …………………………………………32
      （1）鼻腔・口腔からの液体流入による誤嚥／32　（2）LMAカフ周囲からの気体漏れ，胃内流入／32　（3）食道からの逆流による誤嚥／33　（4）挿入時の咳嗽・咽頭反射，喉頭痙攣／34　（5）LMAカフ圧／34

2. LMAの術後合併症 …………………………………………35
（1）嘔吐・嘔気／35　（2）術後咽頭痛，嚥下時違和感／36　（3）発声障害，声帯麻痺，披裂軟骨脱臼／36　（4）耳下腺，顎下腺／36　（5）脳神経麻痺／37　（6）動脈血-呼気終末二酸化炭素ガス分圧較差（Pa-ETCO$_2$）／37

④ ラリンジアルマスクの挿入法 ……桑迫勇登, 安本和正… 39

1. 標準型LMA（LMA Classic™）の挿入法 ……………39

2. フレキシブル™LMAの挿入法 ………………………42

3. ファーストラック™LMAの挿入法 …………………43

4. プロシール™LMAの挿入法 …………………………44
（1）プロシール™-イントロデューサを使用した挿入法／44　（2）第2指による挿入／45　（3）第1指を用いた挿入法／45

5. ディスポーザブルLMAの挿入法 ……………………46

6. その他の挿入法 ………………………………………47

7. まとめ …………………………………………………49

⑤ 麻酔時の使用 ……………………………青柳光生…51

1. はじめに ………………………………………………51

2. 腹部手術の麻酔 ………………………………………51
（1）特徴／51　（2）麻酔法／52　（3）腹腔鏡下の手術／53　（4）腹部小手術／54

3. 胸部手術の麻酔 ………………………………………54
（1）気管支鏡の麻酔／54　（2）胸部交感神経遮断術の麻酔／54　（3）気管上部の観察／54　（4）気管狭窄症例の麻酔／55

4. 眼科および頭頸部手術の麻酔 ………………………56
（1）眼科の麻酔／56　（2）扁桃腺摘出術（口腔内の手術）／56　（3）耳，鼻の手術の麻酔／56　（4）頸部の手術の麻酔／56

5. 脳神経外科の麻酔 …………………………………… 56

6. 小児外科の麻酔 ……………………………………… 57

7. 手術室以外での麻酔 ………………………………… 57
（1）特徴／57　（2）対象／57　（3）電気痙攣療法の麻酔／57

8. 安全な腹臥位手術へのLMAの応用 ………………… 58

9. 気管切開とLMA ……………………………………… 59

10. 老齢者の麻酔 ………………………………………… 59

11. 不安定頸椎の麻酔 …………………………………… 60

12. おわりに ……………………………………………… 60

6 救急医療での使用 ……………………………中川　隆… 63

1. はじめに ……………………………………………… 63

2. プレホスピタルケアにおける気道確保デバイス …… 63
（1）LMA以外の各種デバイス／63　（2）LMA／64

3. 院内でのLMAの応用 ………………………………… 65
（1）心肺蘇生／65　（2）重症外傷による頸椎損傷症例／66　（3）気管支ファイバによる吸痰および検査／66　（4）乳幼児，新生児に対する応用／66

4. 特殊LMAの応用 ……………………………………… 70
（1）ファーストラック™／70　（2）プロシール™／71

5. LMAと誤嚥 …………………………………………… 71

6. おわりに ……………………………………………… 71

⑦ 挿管困難症に対するラリンジアルマスクの使用 ……………………安本和正…73

1. LMAと気管支ファイバスコープ併用法 ………73
（1）実施法／73　（2）利点／74　（3）問題点／76

2. 挿管用LMAによる気管挿管 ………………………77
（1）ファーストラック™の概要／77　（2）ファーストラック™の使用法／79

3. まとめ ………………………………………………81

⑧ ラリンジアルマスク類似器具 ……髙杉嘉弘, 古賀義久…83

1. 食道閉鎖式エアウェイ ………………………………83
（1）食道閉鎖エアウェイ，食道胃管エアウェイ／84　（2）コンビチューブ，PTL／85　（3）スミウェイ®WB／87　（4）ラリンジアルチューブ／87　（5）Cuffed Oropharyngeal Airway／88

2. 気道確保デバイスの適応と選択 ……………………89

索引 ……………………………………………………………91

CHAPTER 1 ラリンジアルマスクの種類と適応

　市販が開始された時は，ラリンジアルマスク（laryngeal mask airway，以下LMA）には今日では標準型と称されているタイプがあっただけで，サイズも4つしかなかったが，その後改良と工夫が重ねられ，タイプは4種類に，サイズも7つへとそれぞれ増加した。そのため，患者の状況に適したLMAの使用が可能となり，安全性もより一層向上してきたと思われる。使用法に関する多彩な検討が各国で行われるとともに製品の開発が進み，LMAは手術室だけでなく救急の現場へも広く普及したものの，LMAにより得られる気道確保は本質的に気管挿管時とは異なっている。本章では，LMAの概要と各タイプの特性について解説する。

1. LMAの概要

　BrainがプロトタイプのLMAを用いて最初に全身麻酔を行ったのは1981年であり，その時使用したLMAは歯科麻酔において使われるGoldman鼻マスクのカフに内径10mmの気管チューブを接続したもので，現在用いている製品とは大きく異なっている。最初の1例において良好な結果を得たため，引き続いて23症例において検討を続け，その成果を1983年にBritish journal of anaesthesia[1]に報告している。それ以後も多くの試作品を作製し，それらについての臨床検討を行った後，英国では1988年に標準型LMA（LMA Classic™）の市販が開始された。それから十余年が経過し，表1に示したように，2000年には英国では1年間に531万例が全身麻酔を受けており，調査機関によって差はあるものの，驚くことに半数から2/3の症例はLMAによって気道が確保されている。この事実は，現在の麻酔においてLMAが気道確保法

表1　英国におけるLMAの使用状況

一年間の全身麻酔症例数 2000年 Anaesthesia Dairy Study 調査	5,310,000例
LMA使用（LAM社調査）	65.3%
LMA使用（ADS調査）	48.4%

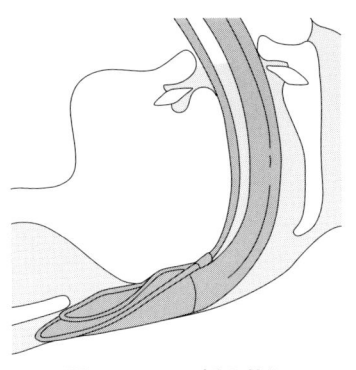

図1　LMAの挿入状況

として不可欠であることを示している。

　ただ単に舌根が沈下したことにより気道が閉塞した場合は，通常のエアウエイの挿入によって対応できるが，短時間であっても人工呼吸を要する場合はLMAの使用が勧められる。LMAを用いると，気管挿管のように直接気管内にチューブを挿入しないにもかかわらず，人工呼吸が可能となる（図1）。その上，使用時には喉頭鏡のような器具を用いなくても簡単に挿入でき，かつ非侵襲的という大きな利点がある。したがって，LMAは全身麻酔時の気道確保だけでなく蘇生時においても活用され，わが国では1992年8月15日より救急救命士法に基づき，心肺停止患者に対して救急救命士がLMAを用いて気道確保を行っている。

　使用が開始された当初は，LMAによって気道を確保するのは，体表部の手術で麻酔時間が短く，その上自発呼吸を維持する症例に限ると考えていた。あるいは挿入が簡単なため，気管挿管が難しい症例に向いているとされた。しかし，約20年にわたるLMAの使用経験の蓄積により，①施行者の経験した症例数が多くなると良好な気道確保が得られる[2]，②気密性はカフへの注入量を増しても改善せず，カフ内圧が60cmH$_2$Oで最良となる[3]，③大きいサイズを用いた方が気密性が向上する[4]，さらに④心配された誤嚥の発生率も著しく低い[5]，などの事実が明らかになった。その上，製品にも多くの工夫がなされ，最初に開発された標準型のほかに，現在ではチューブ部分にワイヤーが内蔵されたもの，気管挿管を行うためのもの，人工呼吸を容易にするために気道の気密性を高めたもの，など4種類の製品がある（表2）。サイズも発売当時は4種類しかなかったが，その後7種類へと増えている。また複数のメーカーからデ

表2　英国と日本における市販開始時期

	英国	日本
標準型LMA（クラシック™）	1988	1989
フレキシブル™型LMA（フレキシブル™）	1992	1994
挿管用LMA（ファーストラック™）	1997	1998
人工呼吸用LMA（プロシール™）	2000	2001
ディスポーザブルLMA（ユニーク™）	1997	2004

ィスポーザブルの製品（LMA Unique™）も市販されている事実は，LMAの製品が充実したことを示すものである。

英国と日本における2003年のLMAの販売資料から推測すると，ディスポーザブルを含めて5種類あるLMAのうち，一番用いられているのは両国ともに標準型で，全LMAのうち約3分の2を占めている。しかし，2番目に多く用いられているLMAは，英国ではフレシキブル™型（LMA Flexible™）であるのに対し，日本では気道との気密性を高めた人工呼吸用（LMA ProSeal™）であり，ここに両国におけるLMAに対する考え方の違いが示されている。すなわち，英国では頭頸部や口腔内の手術に対しても積極的にLMAを用いているのに対し，日本では英国とは異なり，フレキシブル™型の使用は少なく，人工呼吸用LMAが2番目に多く用いられたのは，気道の気密性を向上してLMAの安全性を高めようとするものであろう。

使用が始まった当初は，LMAの適応は体表部手術例が中心で，特に上腹部手術例には絶対に用いてはならないとBrainは主張していたが，気密性が向上したタイプが開発されたためか，現在では腹腔鏡による胆嚢摘出術にもLMAが用いられている。すなわち，LMAの使用状況は，使用年数の増加とともにずいぶんと変わってきた。現在では，各種の手術症例に対して積極的にLMAを使用しているものの，LMAを安全に用いるには，まず基本的使用条件（表3）を考慮するとともに用途に適したタイプを選択することが望まれる。したがって，LMAの種類とそれぞれの特性について熟知しなくてはならない。

表3　LMAの使用条件

1	特性の把握（不完全な気道シール）
2	適応の選択 禁忌① 下部食道括約筋障害 　　② フルストマック 　　③ 長時間使用
3	適度な麻酔深度
4	高いリーク発生圧

2. 各種LMAの特徴

LMAの利点は気道確保時に発揮される（図2）[6]だけでなく，咽頭痛が少ないなど，術後においても多く認められる。しかし，気道の気密性という点に限って比較すると，喉頭周囲を包み込んで気道を確保するLMAは，気管挿管に比べて機能的に劣っており，誤嚥を発生しやすい症例や長期人工呼吸を要する場合にはその使用を避けなくてはならない。しかし，LMAの機能はタイプによって大きな差があるため，各タイプにおける構造上の違いと特性（表4）[7]を示した。

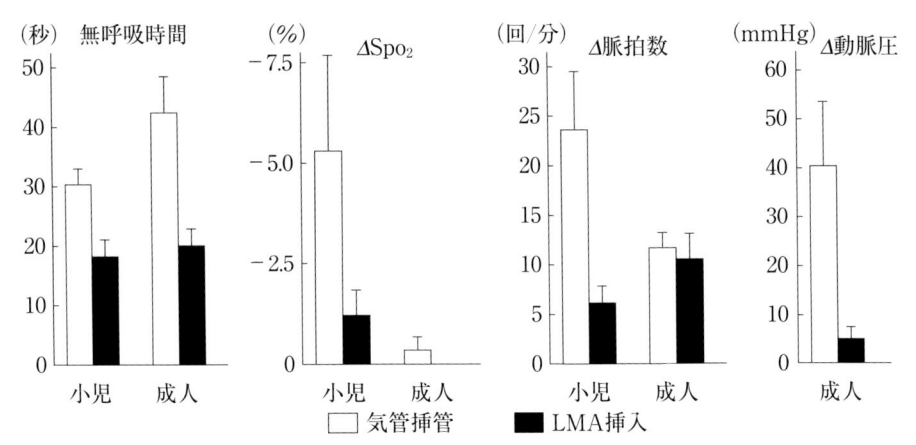

図2　LM挿入と気管挿管時における呼吸循環動態の比較
ΔSpo_2，Δ脈拍数，Δ動脈圧などは気道確保時の変動を示す．

表4　各LMAの特徴と適応

	マスクの形態	開口部	チューブの形態	チューブの素材	その他	用途
標準型	楕円形，周囲はカフ	スリット		塩化ビニール製		積極的人工呼吸不要例
フレキシブル™型	標準型と同じ	スリット	標準型より細い	スパイラル内蔵		顔面手術例
挿管用	標準型と同じ	一方弁	標準型より太い	金属製		挿管困難症
人工呼吸用	背面にもカフあり	開放	内径最も細い	スパイラル内蔵	胃管挿入用チューブ	人工呼吸施行例

　マスクの形状は標準型，フレキシブル™型，および挿管用（LMA Fastrach™），と3つのLMAではまったく同じであるが，人工呼吸用LMAにはマスクの背面部にもカフがある．一方，マスク開口部はタイプによって異なっており，標準型とフレキシブル™型LMAでは喉頭蓋の陥入を防止するスリットが，挿管用では喉頭蓋挙上バーがあるが，人工呼吸用LMAにはそれらは存在しない（図3）．各LMAにおいて最も大きな差がみられるのはチューブであり，素材，形状，内径および長さなど，それぞれ異なっている．内径は挿管用で一番太く，次いで標準型，フレキシブル™型，人工呼吸用の順に細くなる．また人工呼吸用LMAには胃管挿入用のチューブがある（図4）．

(1) 標準およびフレキシブル™型LMA

　標準型LMAは医療用品質の塩化ビニール製であり，チューブを強く屈曲させると内腔が閉塞するため（図5），チューブの内壁にスパイラルワイヤーを内蔵したフレキシブル™型が開発された．このフレキシブル™型LMAは咽頭部や頭頸部さらに口腔内の手術にはよい適応であり，英国では扁桃摘出術も行われている．しかし，標準およびフレキシブル™型LMA使用時に得られる気道の気密性には限界があり，自発呼吸を温存した方が管理を行いやすい．そのため，持続的な筋弛緩薬の投与を必要とする場合はこれらのLMAは用いない．

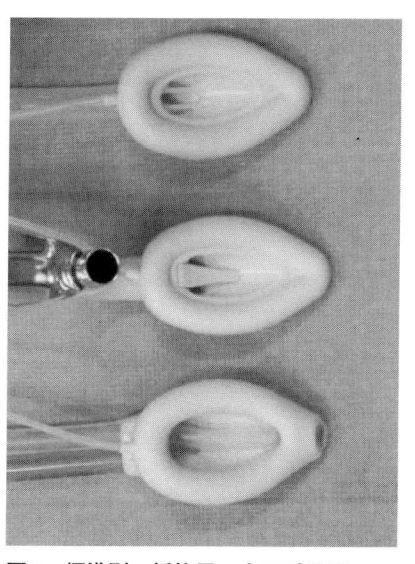

図3 標準型，挿管用，人工呼吸用LMAの開口部

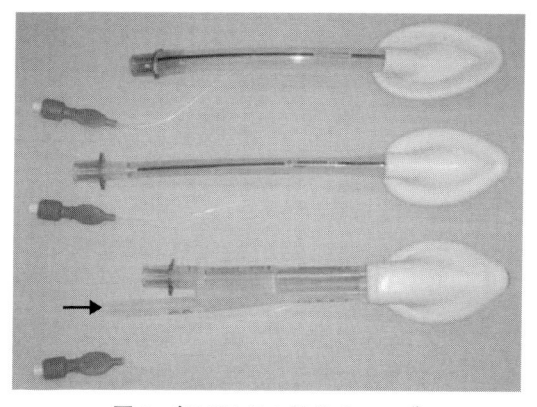

図4 各LMAにおけるチューブ
→は胃管挿入用チューブを示す。

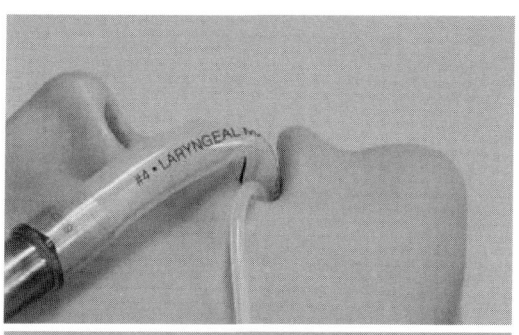

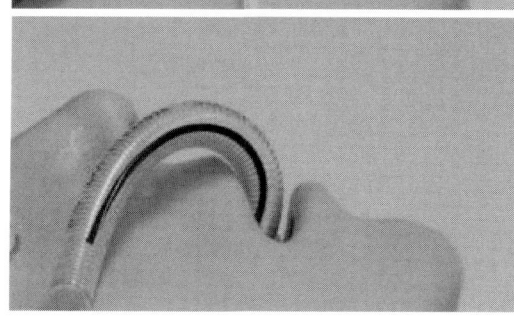

図5 LMAにおけるチューブの閉塞
下に示したフレキシブル™LMAではチューブの閉塞は防止される。

(2) 挿管用LMA（図6）

ただ単に口腔内に盲目的に挿入すると気道を確保できるため，LMAは使用開始当初から挿管困難症にはよい適応と考えられた。しかし，どうしても気管チューブの挿入が必要とされる挿管困難症には，LMA挿入後にチューブ末端から気管チューブを挿入するだけで，気管挿管となることもあるが，その確率は低い。またLMAのチューブの内径は細いし，その上開口部

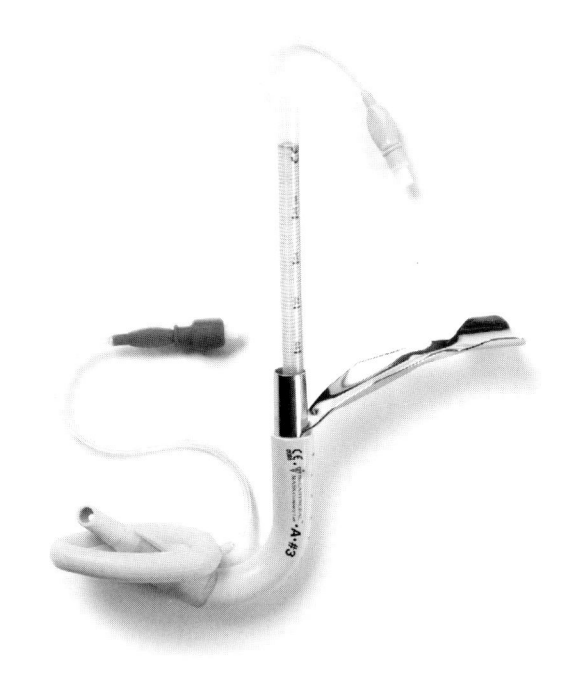

図6　挿管用LMA（Fastrach™)

のスリットが気管チューブの通過を妨げる。これらの問題点を考慮して気管挿管を目的としたLMAが開発された。この挿管用LMA、ファーストラック™では、チューブを金属製にするとともに内径を10mmに拡大しており、内径が8.0mmの気管チューブの挿入が可能である。その上、気管チューブの挿入を容易にするため開口部にはスリットの代わりに喉頭蓋挙上バーを採用した。またファーストラック™用の気管チューブ、さらにLMAを抜去する時に気管チューブが誤って抜管されないようにチューブを固定する器具なども用意されている。以上のように、挿管用LMAにはいくつかの工夫がなされたため、LMAのチューブ末端部から気管チューブを挿入すれば、簡単に挿管できると思いがちであるが、熟練が多少必要である。ファーストラック™使用時も、確実に気管挿管するには気管支ファイバースコープを併用する。

ファーストラック™のチューブは金属製で形状は変わらないため、挿入しにくいことが危惧されたが、他のLMAと異なり頭部を後屈しなくても容易に挿入できる。なお挿管用LMA使用時は、気管チューブを挿入したならば、たとえ短時間の手術であっても、ただちにファーストラック™を抜去する。留置すると、チューブの当たっている部位に浮腫が発生すると報告されている。

(3) 人工呼吸用LMA

LMAによる気道確保時も陽圧換気の実施は可能であるものの、前述のように気道の気密性には限界があり、積極的な人工呼吸は行いにくい。この事実はLMAの適用範囲を狭めるため、高い気道内圧を伴う人工呼吸にも耐えうるLMA、プロシール™が開発された。このタイ

プではマスク背面にもカフを設けてマスクの喉頭への密着度を高め，気密性を向上した（図7）。したがって，4種類のLMAのなかでは唯一マスクの形態が異なっている。標準型LMAとプロシール™との気密性を比較したところ，リーク発生圧は，頭部の体位にかかわらずプロシール™の方が標準型より有意に高く，平均値は頭部後屈位以外では各体位において25cmH₂Oを多少凌駕する程度である（図8）。

また人工呼吸時にはリークしたガスは胃内に溜まり，その処置には胃管を用いざるをえない

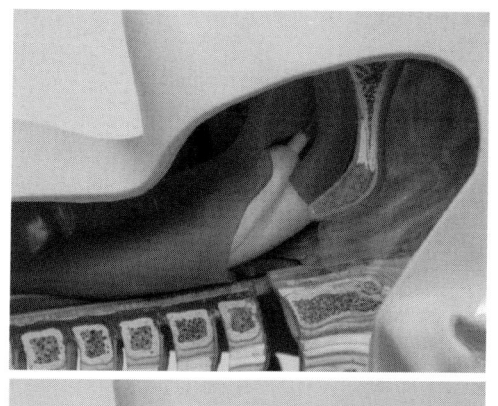

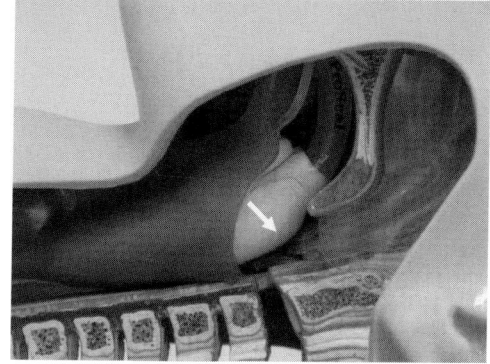

図7　人工呼吸用LMAにおけるマスク背部のカフ

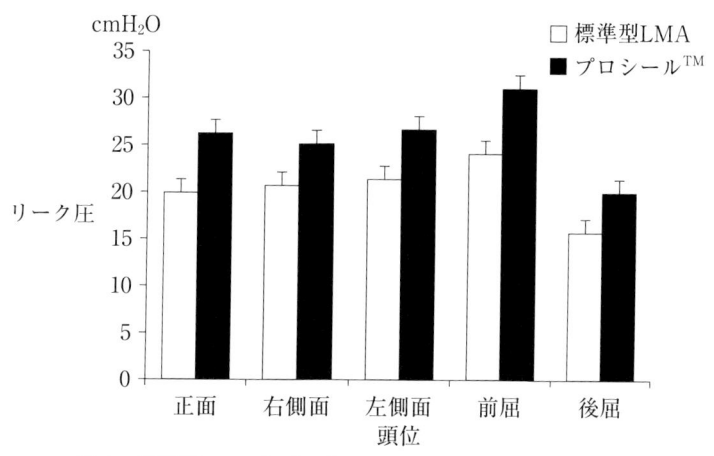

図8　標準型LMAとプロシール™におけるリーク発生圧
どの体位においてもプロシール™の方が気密性がよい。

ため胃管挿入用の経路となるチューブが併設されている（図4）。その結果，マスクに連結するチューブの径は細くなった。

(4) ディスポーザブルLMA

数社のメーカーからディスポーザブルの製品が市販されているものの，形態は多彩でLMAと考えにくいものもある。現在のところ，日本では2社が販売しているが，LMA社以外の製品には，特許の問題からマスク開口部にスリットはない。

3. LMAのサイズ

市販が開始された当初は4種類のサイズしかなく，マスクが喉頭部に十分に適応しない症例がみられた。特に＃2と＃3とではマスクのサイズに比較的大きな差があり，体重が20〜30kgの症例にはサイズの選択が難しかったが，現在はサイズが7種類に増加したため，新生児から体の大きい成人にまで広く対応できる（表5）。しかし，すべてのタイプにおいて7種類のサイズがあるのではなく，挿管用LMAでは＃3，＃4，＃5とサイズは3種類しかない（表6）。

用いるサイズの選択については，残念ながら今のところ決定的な基準はみあたらず，この点に関しては今後の検討を待たなくてはならない。臨床使用開始時は，成人の男性にはサイズ4を，女性にはサイズ3を用いることが推奨されていたが，最近は体の大きさを考慮してLMAのサイズを決定している。具体的には，身長が165cm以上の成人に対しては男女を問わずサイズ5を勧める意見もある。その理由はただ単にリーク発生圧が上昇するためである。

表5 各サイズにおける適応とカフへの最大注入量

サイズ	適応	カフへの最大注入量
1	新生児〜5kg	4ml
1.5	5〜10kg	7ml
2	10〜20kg	10ml
2.5	20〜30kg	14ml
3	30〜50kg	20ml
4	50〜70kg	30ml
5	70〜100kg	40ml

表6　各LMAに備わるサイズ

サイズ	標準型LMA	フレキシブル™LMA	挿管用LMA（ファーストラック™）	人工呼吸用LMA（プロシール™）	ディスポーザブルLMA（ユニーク™）
1	●				●
1.5	●			●	●
2	●	●		●	●
2.5	●	●		●	●
3	●	●	●	●	●
4	●	●	●	●	●
5	●	●	●	●	●
合計	7	5	3	6	7

4. まとめ

　1988年より市販が開始されたLMAは，現在の麻酔において確固たる地位を築き，無くてはならない存在になってきた。最初に考案された標準型が有する問題点を改良する方向で検討が進み，今ではタイプも4種類に増えたため市販が開始された頃より適応となる病態は格段に増加している。しかし，LMA挿入による気道確保は気管挿管により得られる状況とは本質的に異なることを銘記し，その特性に沿ってLMAを使用しなくてはならない。

【参考文献】

1) Brain AIJ. Br J Anaesthesia 1983；55：801.
2) Brimacombe J. Analysis of 1500 laryngeal mask uses by one anaesthetist in adults undergoing routine anaesthesia. Anaesthesia. 1996；51：76-80.
3) Keller C, Puhringer EP, Brimacombe JR. Influence of cuff volume on oropharyngeal leak pressure and fibreoptic position with the larynegal mask airway. BrJ Anaesthesia 1998；8：186-7.
4) Berry AM, Brimacombe JR. An evaluation of the factors influencing selection of the optimal size of laryngeal mask airway in normal adults. Anaesthesia 1998；53：565-74.
5) Tiret L, Nivoch Y, Hatton F, et al. Conplications related to anaestesia in infants and children. A prospective survey of 40240 anesthetics. Br J Anaesthesia 1988；61：263-9.
6) 安本和正．新しい気道確保法ラリンジャールマスク．医学のあゆみ1992；126：865-8.
7) 安本和正．ラリンジアルマスクエアウェイ．岩崎　寛，編，麻酔科診療プラクティス11，気道確保のすべて．東京：文光堂，2003：p36-9.

（安本和正）

CHAPTER 2 ラリンジアルマスクの使用に必要な解剖および生理学的知識

1. マスクの構造と解剖学的位置

(1) 解剖

a. 口腔

　口腔には主に舌が存在し，舌は下顎から起始している。口蓋は口腔のドーム状の天井として上歯の裏側から始まり，前方2/3は骨性で硬口蓋，後方1/3は骨のない軟口蓋から構成されている。軟口蓋の後端は，その正中が垂となり，口蓋垂と呼ばれる。軟口蓋と咽頭後壁には間隙があり，ここより鼻腔からの空気が出入りする。

b. 咽頭

　咽頭は鼻腔，口腔の背側に存在する管腔臓器で，後頭骨底部の下面から食道開口部に移行するまでの部位をいう。咽頭は上，中，下咽頭に区分される。上咽頭は鼻部咽頭で，鼻からの息の出入りを可能にしている。その下端は口蓋垂レベルである。中咽頭は口部咽頭とも呼ばれ，口蓋垂から喉頭上端レベルまでをいう。下咽頭は喉頭部咽頭とも呼ばれ，喉頭の背面で，披裂軟骨の上端から輪状軟骨の下端レベルまでの3～4cmの部位をいう。輪状軟骨の下端から食道に移行する。

c. 喉頭

　喉頭は声門を取り巻き，喉頭蓋，甲状軟骨，輪状軟骨，披裂軟骨とさまざまの筋肉で構成されている。声門は甲状軟骨の背面中央から輪状軟骨上端に存在し，第5～6頸椎レベルに位置する。披裂軟骨は高さが約1.5cm，輪状軟骨は約2cmある。

(2) LMAの基本構造

a. 基本構造

　ラリンジアルマスク（laryngeal mask airway，以下LMA）を発明したBrain[1]は，日々の

麻酔をしながら，従来の気道の確保法は不完全と思っていた。フェイスマスクを使用した場合，口腔，鼻腔，咽頭内で，上気道閉塞を来しうる。一方，気管挿管の場合は上気道閉塞を防ぎうるが，チューブという異物が気管に挿入されるため，理想的とはいえない。換気用チューブが声門に直接向き合う構造を作ることにより，咽頭内の気道閉塞を防ぎつつ，気管内に異物を挿入せずに済むと考えた。この考えに基づき，歯科用のGoldmanマスクのカフ部を改造して，喉頭を包み込む構造を開発し（それゆえラリンジアルマスクと呼ばれる），それに挿管チューブを連結させた[1]。現在発売されているLMAはこの型に基づいて作られており，その後に挿管用LMA（LMA Fastrach™）[2]とプロシール™（LMA ProSeal™）[3]がそれぞれの目的に合わせて変形された。

b．マスク

マスクの形状は，成人遺体の喉頭部咽頭（下咽頭）の石膏型の形状に合わせて決められた（**図1**）[1]。Brainは開発したマスクの長径は，喉頭（喉頭蓋上端から輪状軟骨下端まで）より常に長いことを何体かの遺体で確認することにより，正しく挿入されるとマスクが喉頭を包み込み，陽圧換気が可能になるようにした。

LMAはサイズ1〜6までであるが，マスクの規格はすべて同じで，小児用のサイズ（サイズ1，1$_{1/2}$，2）は成人用サイズのマスクを縮小しただけである。小児の喉頭は，その構造の比率や位置関係が成人のそれらと異なるため，小児ではマスクの形状が理想的ではないと考える者がいるが，マスクは喉頭ではなく，下咽頭の構造に基づいて作られているため，この考えは誤

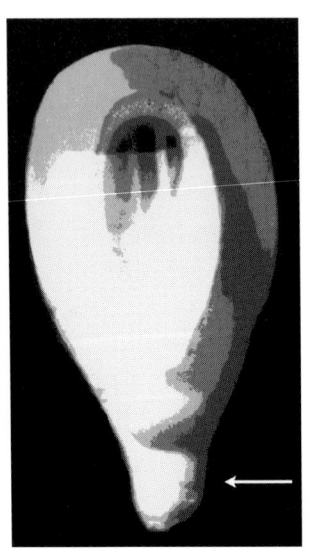

図1 成人の喉頭部咽頭（下咽頭）の石膏型とLMAのオーバーラップ写真
LMAの遠位約1/3が下咽頭にすっぽりと挿入される構造になっている（→は食道開口部を示す）。
〔文献4）Asai T, Morris S. The laryngeal mask airway : Its features, effects and role. Can J Anaesth 1994 : 41 : 930—60. より引用〕

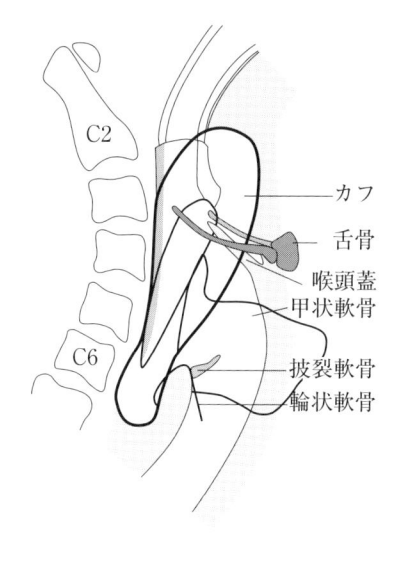

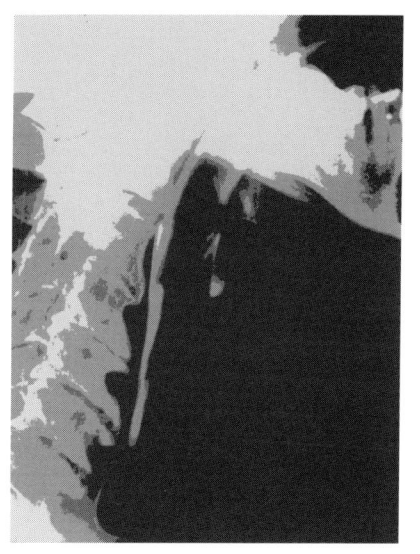

図2 挿入されたLMA
正しく挿入されたマスクが喉頭を包み込んでいる。
マスクの先端は第6頚椎レベルの輪状軟骨下端に，マスクの近位端は第2頚椎レベル付近に位置する。
〔文献5）Nandi PR, Nunn JF, Charlesworth CH, et al. Radiogical study of the laryngeal mask. Eur J Anaesthesiol 1991 : Supp 4 : 33-9. より引用〕

解である。実際Brainは小児の遺体を用いて，小児でもマスクの遠位端が下咽頭に挿入され，有効に喉頭を包み込むことを確認している[1]。

c. マスク開口部

正しく挿入されると，マスクの開口部は声門に向きあう。マスクの開口部から声門までの距離は男性で平均3.6cm，女性で平均3.1cmである[4]。標準型LMA（LMA Classic™）の場合，マスクの開口部に2本のスリットがある。Brainによると，これらのスリットは，喉頭蓋がマスク開口部からチューブ内に嵌入して，気道を閉塞するのを防ぐのを目的としている。ただ，喉頭蓋がチューブ内に嵌入して，気道閉塞を起こす頻度は低いと考えられ，これらのスリットの機能を疑問視する向きもある。

挿管用LMAの開口部にはスリットはなく，代わりに三角形の弁がついている[2]。プロシール™の場合，マスクの内部にドレナージ用チューブが縦断しており，これが喉頭蓋が倒れ込むのを防ぐ役割をしている[3]。ドレナージ用のチューブの開口部はマスクの先端にある。それゆえ，ドレナージ作用が機能するには，マスクの先端が間違いなく下咽頭に挿入されていることを確認する必要がある。

（3）LMAの正常位置

マスクが正しく挿入されると，チューブは上門歯の裏側から硬口蓋，軟口蓋に沿って走り，

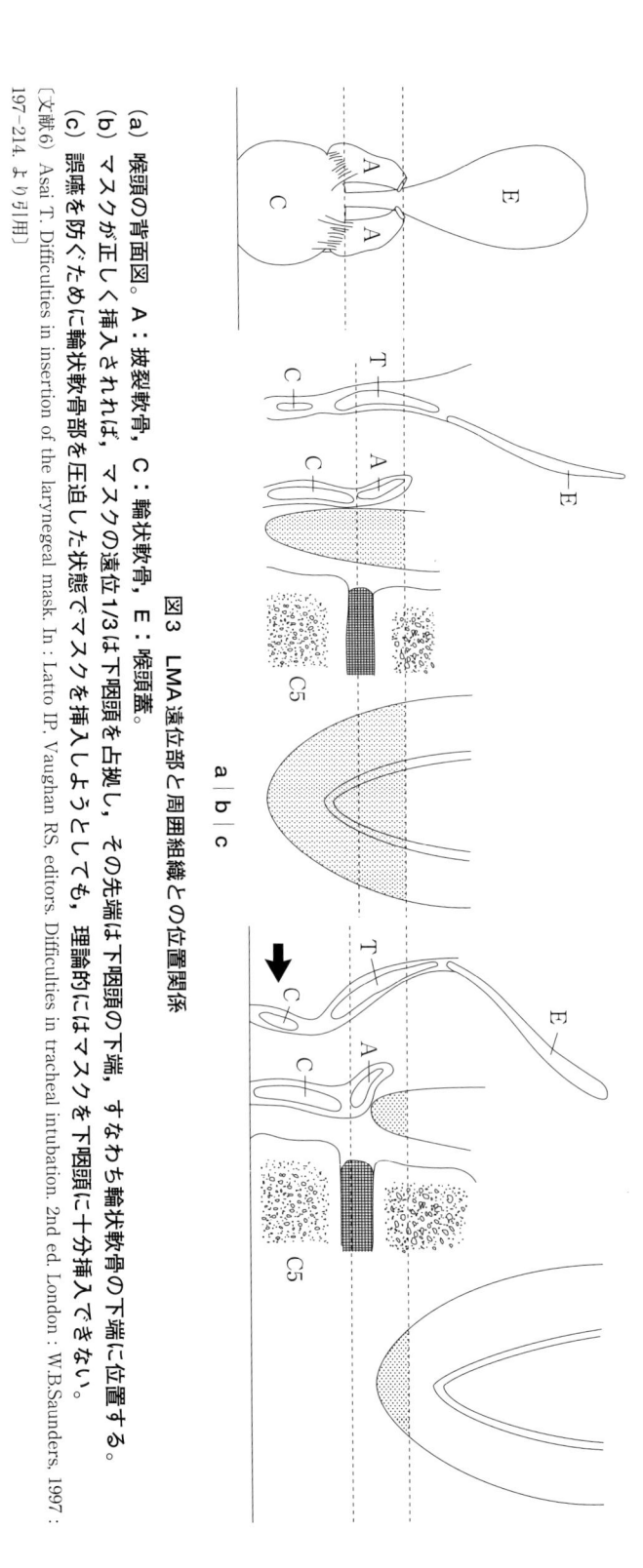

図3 LMA遠位部と周囲組織との位置関係

(a) 喉頭の背面図。A：披裂軟骨，C：輪状軟骨，E：喉頭蓋。
(b) マスクが正しく挿入されば，マスクの遠位1/3は下咽頭を占拠し，その先端は下咽頭の下端，すなわち輪状軟骨の下端に位置する。
(c) 誤嚥を防ぐために輪状軟骨部を圧迫した状態でマスクを挿入しようとしても，理論的にはマスクを下咽頭に十分挿入できない。

〔文献6）Asai T. Difficulties in insertion of the larynegeal mask. In : Latto IP, Vaughan RS, editors. Difficulties in tracheal intubation. 2nd ed. London : W.B.Saunders, 1997 : 197–214. より引用〕

マスク背面は咽頭後壁に密着する。マスクの遠位部は下咽頭に挿入される。先端部分のみが食道開口部に挿入されると思われがちだが，実際は，マスクの遠位部が深さが3〜4cmある下咽

頭にすっぽりと挿入される（**図1〜3**）[1)4)7)]。適切な深さまで挿入されれば，マスクの遠位部の約1/3が下咽頭に入ることになる（**図1〜3**）。そのため，マスクが食道開口部から容易に抜け出すことはない。また，誤嚥を防ぐため，麻酔の導入中に輪状軟骨部を圧迫することがあるが，この状態でLMAを挿入すると，理論的には適切な深さにまで挿入することができない（**図3c**）[5)〜7)]。

　正しく挿入されると，マスクの近位端は，舌根や扁桃より尾側に位置する。そのため，挿入した状態で開口させてもマスクは見えないはずで，理論的にはマスクが挿入された状態でも扁桃やアデノイド切除が可能である[4)7)]。実際，これらの手術時の気道確保法として，LMAが使われており，気管挿管時より気管内への血液の流入などの合併症が少なかったと報告されている。MRI，CTを用いてマスクの位置を確認した研究で，マスクの近位端は第1〜2頸椎の高さに，遠位端は第4頸椎〜第1胸椎に位置することが分かった[4)5)7)]。

　マスクの側方は梨状陥凹に面しており，それによりマスク周囲からの換気ガスが漏れ出したり，口腔内の唾液や血液がマスク内に流入するのを防止している。喉頭蓋は，マスクですっぽり覆われるか，マスクの近位部のカフで舌根部に圧迫される。

(4) マスクサイズ

　適切なマスクのサイズの選択法として，さまざまな方法が考案されてきた。製造元は当初，小児，あるいは小柄な成人でサイズ3，平均的，あるいは大柄な成人でサイズ4を使用するのがよいとしていた。実際にはサイズは性別で決められ，成人女性でサイズ3，男性でサイズ4が選ばれることが多かった。しかしながら，その後の研究で，より大きなサイズを使用した方が適切であることが判明した。

　適切なマスクのサイズを決める要素として，
①マスクが大きすぎて挿入が困難でないこと
②マスクが大きすぎてマスクの近位端が舌根，扁桃より頭側に位置しないこと
③マスクが小さすぎてその先端が深く挿入されすぎないこと
④マスクが小さすぎて陽圧換気中にマスク周囲からのガス漏れが多くならないこと
などが挙げられる[2)7)8)]。

　ある研究で，性別によるサイズ選択（女性でサイズ4，男性でサイズ5）と，体重による選択（＜70kgでサイズ3，70〜90kgでサイズ4，＞90kgでサイズ5）を，マスク周囲のガス漏れの程度で比較した。それによると，性別によるサイズ選択が体重による方法に比べ，ガス漏れの率が低いことが分かった。他の研究では，挿入の容易度，マスク周囲からのガス漏れの頻度，胃へのガスの誤注入の頻度，とファイバスコープでのマスクの位置確認により，適切なサイズの選択法が検討された。この研究でも，体重よりは性別によるサイズ選択の方が適切だと結論づけられた。また，女性ではサイズ3よりも4の方が，男性ではサイズ4よりも5の方が適切であることが判明した[8)]。さらに他の研究でも，女性ではサイズ3よりも4の方が，男性ではサイズ4よりも5の方がマスク周囲からのガス漏れの少ないことが確認された。一方，挿入

の容易度やマスクが咽頭に加える圧に関しては，2サイズ間では差がなかったとしている。ただし，さらに詳しく調べた研究では，女性でサイズ4を用いた場合，身長が160〜165cm以下，男性でサイズ5を用いた場合，身長が165〜170cm以下であれば，開口時にカフの近位端が見える確率が高くなったと報告された[8]。

以上の研究をまとめると，まず性別でサイズを選択し，女性に対してはサイズ4を，男性に対してはサイズ5を挿入するのがよい。ただし身長が低い場合はマスク挿入後，開口するとマスクの近位端が見える場合は，サイズが1つ小さいものと交換するかどうか検討する。このサイズの決定法は，挿管用LMAとプロシール™に関しても同様と確認されている。

(5) 麻酔の上気道に及ぼす影響

全身麻酔を導入し筋弛緩薬を投与すると，上気道の弛緩と重力により軟口蓋や舌根，喉頭蓋などが咽頭後壁に近づくことにより，上気道が閉塞することがある。以前には，上気道閉塞のほとんどは舌根沈下と考えられてきたが，その後の研究で舌根沈下が原因となるのは約1/3で，残りの2/3は軟口蓋が咽頭後壁に密着して鼻呼吸を閉塞するためと，喉頭蓋が声門に倒れこんで閉塞を起こすためであることが判明した。そのため上気道の閉塞がGuedel型エアウェイを挿入しても解消しないことが多く，下顎挙上や頭部を頸椎に対して伸展させること（Magill位あるいはsniffing位）が必要となることが多い。LMAは，軟口蓋による閉塞や舌根部の閉塞をバイパスする。また，下咽頭に挿入されたマスクにより，喉頭を前方に移動させ，喉頭蓋で気道を閉塞する可能性は低くなる。そのため，LMAが正しく挿入されると，上気道閉塞を起こす確率は低くなり，下顎挙上や頭部伸展などを要することはまれとなる。

(6) LMA挿入時の解剖学的影響

挿入の際，マスクは上門歯の裏から硬口蓋，軟口蓋を経て，咽頭後壁の上部に到達し，そこから咽頭後壁に沿いながら尾側に向かって下咽頭にまで移動するが，これらの経路がなだらかなカーブをなしていると，挿入が容易になる（図4）[5)6)]。そのようなカーブを得るにはMagill位（sniffing位）をとるのが最適である。また，下顎を挙上すると麻酔で虚脱した咽頭腔が広がるため，マスクの挿入が容易となりうる。一方，挿管用LMAのチューブの形状は，頭部を枕に乗せたときの硬口蓋，軟口蓋，咽頭後壁がつくるカーブの形状に基づいてデザインされている。そのため，挿入は，頭の下に枕を置くべきだが，頭部を頸椎に対して伸展しないほうが円滑に挿入しうる（図4）[2]。

マスクの遠位端は下咽頭に挿入されるが，下咽頭は通常は虚脱して閉塞した状態である。そのため，カフ内の空気を完全に抜いて，マスクの先端を平らにしている方が，カフを膨らませて先端に厚みをもたせているより，狭くなった下咽頭に挿入しやすいはずである。Brainが提唱する挿入法に従って，人差し指をマスクとチューブの間に差し込んでマスクを挿入した場合，マスクの先端が食道開口部に達した時点で，食道の弾性により，ゴムを押して跳ね返ってきたときのような独特の感触が得られる。もしマスクの先端が倒れ掛かった喉頭蓋や声門部に

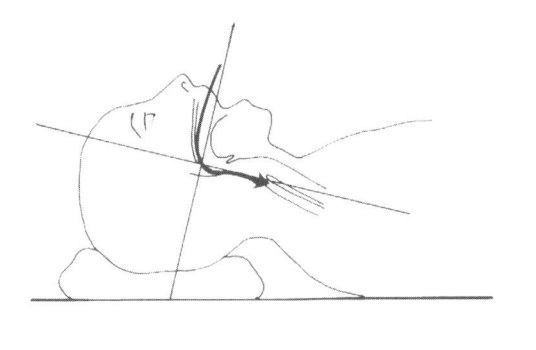

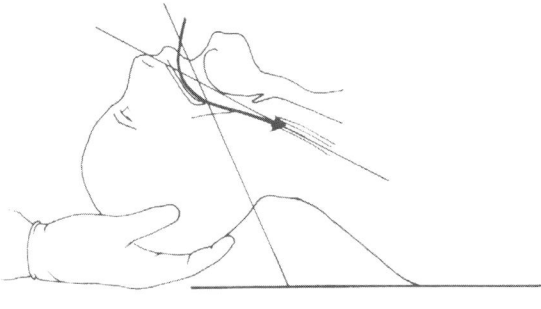

図4 頭頸部の位置の違いがLMAの挿入に及ぼす影響
枕に頭をのせた状態（a）に比べ，頭を頸椎に対して伸展（Magill位あるいはsniffing位）（b）すると，口蓋から咽頭後壁がつくるカーブがよりなだらかになるため，標準型LMAの挿入が容易となる。一方，挿管用LMAのチューブのカーブは上図（a）の状態にあわせてあるため，挿入も上図（a）の頭頸位で挿入するのがよい。
〔文献9）Asai T, Neil J, Stacey M. Ease of placement of the laryngeal mask during manual in-line neck stabilization. Brit J Anaesth 1998 : 80 : 617-20. より引用〕

当たった場合には，このような弾性を感じないため，マスクの先端位置を推測することが可能である。一方，チューブのみをつかんで挿入を試みると，チューブの弾性のため，食道開口部の弾性を感じえないことが多い。

　ラリンジアルマスクのカフ内の空気を十分に抜き取ってからマスクを挿入すると，柔らかいマスクの先端部は，適切な位置より深く挿入される。カフを膨らませることにより，マスクの遠位部が下咽頭の形状に近くなるため，マスクの先端が食道上部から下咽頭の下端にまで戻ってきて，正しい位置になる。そのため，カフを膨らませることにより，マスクは約1cmほど口腔内より突出してくる。この過程をファイバスコープで見ると，カフを膨らませる前には，マスクの開口部はしばしば声門より深い位置にあることが多いが，カフを膨らませることにより，マスクの開口部が自然に声門の位置にまで戻ってくることが分かる。もし小さすぎるマスクを挿入した場合や，カフを膨らませる際にLMAを固定していると，マスクの先端が下咽頭を越えて食道上部に達したままになってしまう。このような場合，経LMA挿管の成功率が低下したり，上部食道括約筋の伸展のため誤嚥の危険性が高くなる（生理の項を参照）。

LMAの挿入およびカフを膨らませることにより，下咽頭が拡張されるため，喉頭は前方に移動する。それゆえ，カフを膨らませるときに頸部を観察していると，喉頭部の頸部が隆起するのが見える。一方，LMAの先端が声門に迷入したり，マスクが反転したりして，正しく下咽頭に挿入されていないと，頸部が隆起しないことが多い。そのため，カフを膨らませながら頸部隆起の有無を確認することで，マスクが下咽頭に正しく挿入されたか否かを推測できる。もしカフを過膨張させた場合，喉頭が極度に前方に押し倒されることがある。特に，マスクが輪状軟骨レベルの深さまで達せずに，下咽頭の入口部のみに挿入されていると，披裂軟骨が前方に倒れこみ，声門が狭窄する危険性がある。

　マスクの正確な位置は，胸部単純X線撮影やMRIなどにより確認が可能である。また，ファイバスコープをチューブ内に挿入して，マスクの開口部が声門に向き合っていることを確認しうる。しかしながら，これらの確認法は臨床上，常に行うことは難しい。臨床上においては，以下の方法でマスクが正しい位置に挿入されていることを確認できる。

①換気が可能である。
②挿入時に食道開口部にマスクの先端が到達した時に独特の弾性を感じる。
③挿入後にカフを膨らませるとチューブが口より約1cm突出してくる。もし数cm出てきた場合，カフの先端は声門に当たっている可能性が高い。また変化がない場合，マスクが十分深くまで挿入されていない可能性が考えられる。
④カフを膨らませると喉頭部が前方に押し出される。もし喉頭の位置が変化しなければ，マスクの先端が声門に当たっているか，下咽頭まで到達していない可能性が高い。

(7) LMAの他処置への解剖学的影響

a．気管挿管

　LMAの開口部は声門に面しているため，挿管チューブをマスク内に通して気管に挿入しうる。チューブはマスクに30°の角度で接合されているが，これは，開発段階にこの角度での接合により，挿管チューブをLMAに挿入した際に声門に向かう率が最も高かったことによっている。後に開発された挿管用LMAについても同仕様となっている[2]。

　挿管用LMAのチューブは金属製で，この端にハンドルが付いている。チューブは彎曲形で固定されており，その彎曲を変えることはできない。この彎曲は通常のLMAが挿入時に通る経路，すなわち上門歯の裏から口蓋，咽頭後壁の形成する彎曲に合わせてある。また開口部にはスリットがなく，代わりに三角形の「喉頭蓋持ち上げ弁」がついている。気管チューブを進めると，この三角弁が押し上げられ，それにより声門に倒れかけている喉頭蓋を持ち上げて，気管挿管の成功率を上げるように工夫されている。

　気管チューブ（通常28〜29cm）を標準型のLMAを介して挿入した場合，チューブはマスクより8〜9cm突出する。マスクの開口部から声門までの距離は約3〜3.5cmのため，気管チューブのカフが声門部に位置することが多く，声帯麻痺を起こす危険性がある。この問題を解決するため，気管用ラリンジアルチューブでは，通常，LMAよりチューブの長さが短くされ

ている[2]。

　標準型LMAを介して気管チューブを気管内に進めると，一般的に，チューブは背側にある食道に向かうことが多い。そのため，挿管用LMAでは，挿管チューブがマスクから出る部位の背側部に小さな隆起がついており，これにより，マスクより突起した気管チューブが腹側，すなわち気管入口部に向くように工夫されている。実際，標準型LMAを介しての盲目的挿管の第1回目の成功率は30～40％程度のところ，挿管用LMAを介しての盲目挿管の成功率は40～80％，3，4回以内の成功率は95～100％と成功率が高くなっている。また，金属ハンドルにより，マスクの喉頭に対する位置関係を微調整することができ，この操作によって挿管の成功率が上がるという[2]が，これは証明されていない。

　気管挿管が行われている状態から，LMAに変更して，気道確保を行うことができる。この場合，チューブが経口的に気管に挿入されていても，LMAの挿入路と関係ないため，挿管した状態でもマスクを正しい位置に挿入しうる。手術終了時に，挿管チューブをマスクに交換することにより，麻酔からの覚醒時におけるバッキングなどの気道合併症の発生頻度を低下させうる。一方，LMAが挿入されている間は鼻腔からの気管チューブの走行を妨げるため，経鼻挿管は不可能である。逆に，経鼻挿管チューブを抜去しなければ，LMAを挿入できない。気管切開および気管チューブの挿入は，LMAが挿入されていても気管内には器具が挿入されていないため，可能である。

b．胃管挿入

　LMAが挿入されていても，胃管の挿入は可能である。ただし胃管を容易に挿入するためにはカフを脱気する必要がある。しかしながら，標準型のLMAが適応となる症例では，胃管の挿入が必要となることはまれであり，臨床的意義は小さい。プロシール™を挿入した場合，そのドレーンチューブを介しての胃管の挿入が容易である。

(8) マスクの位置異常

　マスクが正しく下咽頭に挿入されていなくても換気が可能な場合がある。マスクの位置が適切でない場合において，どの程度の頻度で換気が可能であるかは不明だが，逆に換気が可能な症例であっても胸部単純X線撮影やファイバスコープによる観察で，マスクの位置異常が発見される率は20～35％もある[4,7]。換気が可能でありながら位置異常が発見された例として，喉頭蓋が声門に押し倒されているもの，マスクの先端が背側に折れ曲がっているもの，マスク先端が喉頭に迷入しているもの，マスクが深すぎたり浅すぎたりするもの，マスクがその中央部で反転し口腔内に留まっているもの，などがある（図5～7）。

　ファイバスコープによる位置の確認は有用であるが，この方法によってもマスクが適当な深さに挿入されているかを判定するのが困難な場合がある。マスクの挿入が浅すぎると，マスクの先端周囲に食道開口部が見えることがある。報告では0～10％で食道開口部が認められている[4,7]。また，マスクの先端が声門に迷入していたり，マスクが折れ曲がっていたりして正し

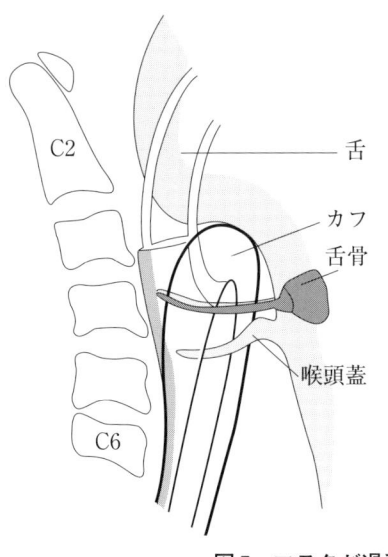

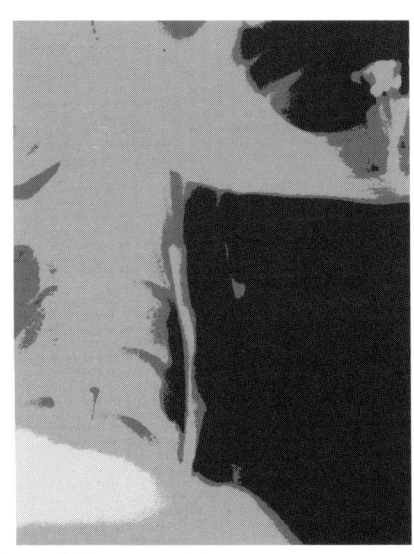

図5 マスクが過剰に深く挿入された例　　a|b
マスクの先端は第5, 6頸椎に位置する下咽頭より深く食道上部にまで達している。またマスク近位部により喉頭蓋も押し下げられている。
〔文献5〕Nandi PR, Nunn JF, Charlesworth CH, et al. Radiological study of the laryngeal mask. Eur J Anaesthesiol 1991 ; Supp 4 : 33-9. より引用〕

く下咽頭に挿入されていない場合にも，食道開口部が認められることがある。ファイバスコープをマスク開口部まで挿入した時に，声門の後半分しか見えない場合やマスクの開口部から声門までの距離が短い場合は，マスクが不適切に深く挿入されている可能性が高い。

喉頭蓋の大きさには個人差があるため，マスク近位端で圧迫されているかマスク内に存在しているかによって，マスクが正常な位置にあるか否かを判定することはできない。また，自発呼吸を保ちながらLMAを使用している際，ファイバスコープで観察すると，喉頭蓋が声門に向かって近づいたり離れたりするのを認めることがある。したがって，マスク開口部に喉頭蓋が見えたからといって位置が異常とは判定できない。ただし，喉頭蓋がマスクの挿入により折れ曲がって，常に声門を覆う状態になっているのは望ましくない。

マスクが不適切に浅く挿入されていると，舌根部を圧迫しチアノーゼを起したり，口腔粘膜下を走る舌神経や舌下神経を圧迫して麻痺を起こす危険性がある。また，もしマスクの先端が声門部に迷入したまま放置されると，声帯麻痺を起こすことがある。

(9) マスクの挿入，換気困難の原因

さまざまな解剖学的要因によって，マスクの挿入，あるいはマスクを介しての換気が困難となりうる（表1）[4)7)9)]。開口が障害されていると，挿入が困難，あるいは不可能となる。小児では，舌根部の咽頭後壁を通過するのが困難となりやすい。モデルによる研究により，口腔と咽頭軸が90度以下になると，挿入が不可能となることが明らかになった。そのため，慢性関節リウマチなどで頸椎の可動域制限がある場合は，挿入が困難となることが多く，また不安定

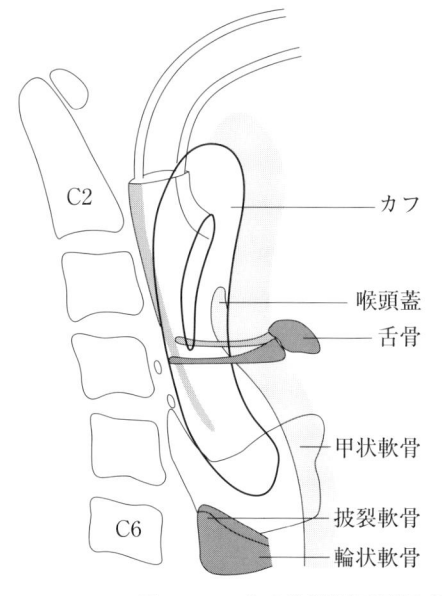

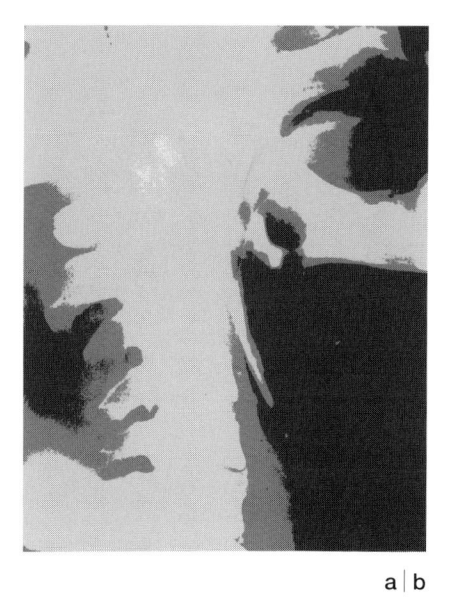

図6 マスクの先端が下咽頭ではなく，喉頭内に迷入している
〔文献5〕Nandi PR. Nunn JF. Charlesworth CH, et al. Radiological study of the laryngeal mask. Eur J Anaesthesiol 1991 : Supp 4 : 33-9. より引用〕

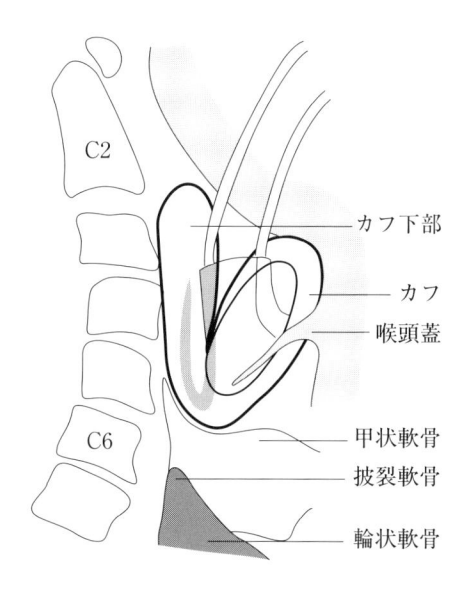

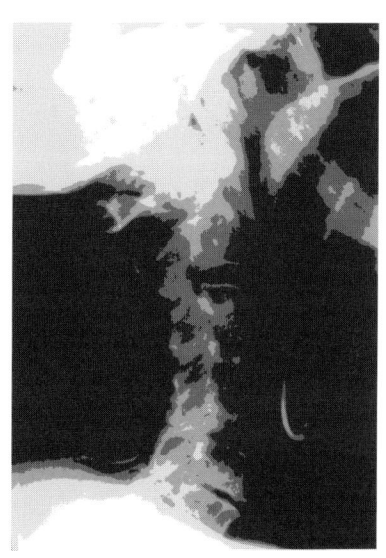

図7 マスクが中央部で反転し，口腔内に留まっている。この状態でも気道閉塞は認められなかった
〔文献5〕Nandi PR. Nunn JF. Charlesworth CH, et al. Radiological study of the laryngeal mask. Eur J Anaesthesiol 1991 : Supp 4 : 33-9. より引用〕

表1 LMAの挿入および換気を困難とする要因

浅麻酔	
開口制限	
頭頸部伸屈曲制限	
口腔咽頭部腫瘤	扁桃肥大
	口腔内腫瘍
喉頭，気管閉塞	喉頭痙攣
	喉頭，気管内腫瘍
	気道異物
	外因性気道閉塞

〔文献10）浅井 隆．気道確保：挿管困難症例におけるラリンジアルマスクの役割．日本臨床麻酔学会誌1999；19：231-4．より引用〕

な頸椎のため，頸椎を水平固定している場合などでも挿入が困難となる。一方，挿管用LMAやプロシール™は，従来のLMAに比べ，挿入が比較的容易である。その他，扁桃肥大などマスクの挿入経路に障害物がある場合にも，挿入が困難となることがある。舌によってマスクの挿入が困難となるという意見もあるが，舌はマスクの挿入経路にないため理論的には影響することはない。しかしながら，舌根扁桃が極度に肥大していると，挿入が可能でも声門が閉塞し，換気が困難となる場合がある。

2. 生理

(1) LMAの使用による生理反応

LMAの使用によりさまざまな生理反応が引き起こされ，場合によっては喉頭痙攣などの病理反応も誘発しうる（表2）。しかしながら，全般的には気管挿管に比べ，生体に悪影響を及ぼす程度は低い。

(2) 消化管
a．挿入時反応

Brainによると，LMAの挿入経路は食物の摂取経路と同じであるとしている[7]。摂取された食物は喉頭や気管内に誤嚥されないように，咽頭後壁に圧迫されながら食道の方へと輸送される。Brainは，この嚥下反応は，食物が硬口蓋を刺激することにより起こるとしている。そのため，挿入時に潤滑剤をよく塗ったLMAの先端部で，上門歯の裏側の硬口蓋を何度か刺激すると，この嚥下運動が誘発され，マスクを円滑に挿入できるとしている。ただし，深い麻酔を

表2 LMAの使用による生理，病理反応とその頻度

	成人	小児，乳児
マスク挿入時		
咽頭反射	5%	2%
咳	6〜20%	3〜30%
喉頭痙攣	1〜 9%	2〜10%
マスク抜去時		
咽頭反射	0〜47%	2〜 3%
咳	0〜15%	6〜30%
喉頭痙攣	1〜 4%	3〜 8%
術後		
喉痛	0〜30%	—

〔文献4〕Asai T, Morris S. The laryngeal mask airway : Its features, effects, and role. Can J Anaesth 1994 ; 41 : 930-60. より引用，データ追加〕

した状態で，マスクの挿入が嚥下運動を誘発するか否かは不明である。また，筋弛緩薬を投与した場合は，当然ながら嚥下運動は誘発されない。

　マスクの先端は下咽頭の下端，すなわち食道の起始部に達する。食道の起始部には上部食道括約筋があり，胃内容物の口腔内への逆流を阻止する役割を担っている。マスクが正しく挿入されると，上部食道括約筋が伸展される率は低く，実際に上部食道括約筋の圧を測定した研究では，マスクの挿入前後に圧の変化はなかった。そのため，上部食道括約筋による，胃内容物の口腔内への逆流防止作用は低下しないと考えられる。

　食物摂取により上部食道括約筋が拡張されると，食物を胃内に円滑に入りやすくするために，下部食道括約筋も弛緩する。そのため，浅い麻酔下でこの生理反応が保たれている場合，もしマスクを不適切に深く挿入すると上部食道括約筋を伸展し，それにより下部食道括約筋の緊張を低下させてしまうことになる。そのため，理論的には胃内容物逆流の危険性が高くなる。マスクの挿入後にカフを膨らませている時に，チューブを保持してLMAが自然に口から出てくるのを阻止しても，マスクの先端が上部食道括約筋を拡張させ，誤嚥の危険性を増加させうる。また，小さすぎるサイズのマスクを挿入した場合に，マスクの先端が上部食道括約筋を超えて挿入されてしまうことが多い。ただし，マスクが不適切に深く挿入された場合に，胃食道逆流や食道から口腔，気管内への流入などが増加するかということは不明である。全身麻酔下にLMAを使用中の胃食道逆流，口腔内流入の頻度を調べた研究があるが，その頻度は0〜90%と報告され，さまざまである。この違いの理由はいまだ分かっていないが，一つの原因として，逆流の頻度が高かった報告で，マスクが不適切に深く挿入されていた可能性が考えられる。

b．使用時の影響

ガス漏れ：LMAの欠点として，陽圧換気中にマスク周囲よりガスが漏れたり，胃内にガスが押し込まれたりすることが挙げられる。これらの合併症は，気道内圧が高いほど頻度が高くなる[8]。標準型LMAを使用している場合，気道内圧17〜20cmH$_2$Oになるとマスク周囲よりガスが漏れ出す。したがって，これらの合併症を最低限に抑えるため，気道内圧をできるだけ低く保つべきである。プロシール™ではカフと咽頭の密着性を高くする工夫がされており，これを使用するとマスク周囲よりガスが漏れ出す圧は約25〜30cmH$_2$Oと上昇する。したがって，通常の換気設定ではガス漏れを起こす危険性は低い。

カフに注入する空気の量によって，マスク周囲からのガス漏れや胃内へのガスの注入の程度が違ってくる[8]。発売当初より，多くの麻酔科医が製造元の示す最高量（例：サイズ3で20ml，サイズ4で30ml）をカフ内に注入し，もしマスク周囲よりガス漏れがあれば，さらにカフを膨らませるようにしてきた。しかしながら研究報告により，製造元の示す最高量でカフを膨らませた状態では，最高の気密状況が得られないことが判明した。例えば，マスク周囲からのガス漏れは，マスクを最高量の1/3から2/3の空気量で膨らませたときに最も少なく，それ以上カフを膨らませると，再びガス漏れが増加することが分かった。また，他の研究では，カフ内圧が180cmH$_2$Oになるまで膨らませた場合よりも，60cmH$_2$Oになるまでカフを膨らませた方がガス漏れは少なかった。最も考えやすい理由として，カフがある程度膨らまされるとマスクが周囲組織の形状にあわせて密着するが，過剰に膨らまされるとカフが周囲組織を伸展させ，一部でマスクと周囲組織との間に隙間ができるからということが挙げられている。カフが過剰に膨らまされると，マスク周囲からのガス漏れが増えるばかりではなく，胃内へのガスの注入量も増加する。

咽頭に加わる圧：マスクを挿入してカフを膨らませると，マスクが接触する粘膜に圧が加わるが，もし圧が過剰になると，組織の虚血性変化を起こす危険性がある[8]。咽頭部の毛細血管に加わる圧が34cmH$_2$Oを超えると血流は減少し始め，73cmH$_2$Oを超えると毛細血管の血流が停止することが分かっている[8]。

マスクのカフを製造元の示す最高量の空気で膨らませると，カフ内圧は100mmHg以上となる。また，麻酔中に亜酸化窒素を用いると，内圧はさらに上昇して200mmHgを超えることもある。一方，気道内圧が16〜18cmH$_2$Oの陽圧換気をしている際に，マスク周囲からガスが漏れない最低量の空気でカフを膨らませた場合，カフ内圧は100mmHgよりはるかに低い値となる。しかしながら，この内圧についての解釈には難しい点がある。なぜなら，これらのカフ内圧は周囲組織に加わる圧と必ずしも相関せず，場合によってはカフ内圧が上昇するにつれて組織に加わる圧が低下することがあるからである[7][8]。そのため，マスクにより周囲組織に加わる圧を直接測定する必要がある。

LMAのさまざまな箇所に微小圧測定器を貼り付けて，マスクが咽頭に加える圧を測定した研究がある[8]。これらの報告によると，カフの内容量が増加するにつれ，周囲組織に加わる圧も上昇し，カフ量が製造元の示す最高量かその近くになった時点では，組織に加わる圧は組織

の毛細血管圧を超えることが分かった。そのため，カフは最大量近くまで膨らませるべきではないといえる。実際，製造元の示す最高量の半分，あるいはカフ周囲からガス漏れを防ぐのに必要最低限の空気でカフを膨らませた場合に比べて，その最高量の空気でカフを膨らませた場合の方が，術後の喉の疼痛発生頻度やその程度が高くなる。また，加わる圧は部位により違い，LMAのチューブ後面が圧迫する咽頭後壁と，マスク前面上部が接触する舌根部で最も高くなりうる[8]。

さらに重要なことは，マスクの大きさの違いにより組織に加わる圧に違いがあるという点である[8]。カフを製造元の示す最高量で膨らませた場合は，組織に加わる圧は小さいサイズに比べて，大きいサイズの方が著明に高いことが判明した。一方，マスク周囲からのガス漏れを防ぐ最低量の空気でカフを膨らませた場合，サイズの大きさが異なっても組織に加わる圧は変わらなかった。そのため，大きなサイズを挿入した場合には，特にカフを最大量の空気で膨らませるのを避けるべきである。一般的には，サイズ3，4，5とも10～15mlの空気でカフを膨らませ，必要なら5～10mlの空気を追加するのがよいと思われる[8]。それでもなおマスク周囲からガスが漏れるようであれば，1サイズ大きなものを使用するべきである。

胃食道逆流防止作用：LMAが挿入されていても，喉頭や気管は開放され，食道も閉塞されていないため，胃内容物が逆流してくると誤嚥を起こす危険性がある。そのため，胃内容物の逆流の危険性のある場合，原則としてLMAは適応とならない。しかしながら，食道開口部まで挿入されているマスクの遠位端によって，逆流をある程度防止することができる。遺体での研究では，LMAが挿入されていない場合には，食道への逆流によって食道内圧が約10cmH$_2$Oにまで上昇すると口腔内まで逆流が認められたが，マスク挿入時は，食道内圧が40cmH$_2$Oになるまで口腔内に逆流がなかった。また，プロシール™を使用した場合，胃内容物はすべてドレーンチューブを通過するため，口腔内に逆流することはなかった。

輪状軟骨部の圧迫により，胃内容物の逆流が口腔内へ流入するのを防止できるが，この機能はLMAが挿入された状態でも保たれる。また，胃への空気の注入も有効に防ぐことができる。ただし，この場合には換気量も減少するという欠点がある。

c．抜去時変化

通常睡眠からの覚醒の場合，覚醒の寸前に嚥下運動がみられることが多い。また，弛緩していた胃腸管が収縮し始め，胃内圧が上昇してくる。麻酔からの覚醒時にも同様のことが起こる。例えば，胆嚢摘出術後の麻酔からの覚醒時に，胃管から胆汁を含んだ胃内容物が逆流することが多いのはこのためである。覚醒時の嚥下運動は胃からの逆流を防ぐとともに，口腔内に貯留した唾液を胃へ押しやることにより，誤嚥を防ぐと考えられている。そのため，嚥下運動が発生してくる前に患者を刺激して起こそうとしたり，LMAを抜去しようとすると，胃内圧が急に上昇し，理論的には胃内容物が逆流して誤嚥をする率が高くなる。また，抜去時に喉頭痙攣を誘発する可能性もある。一方，LMAが挿入されていても，それ自体が嘔吐反応を誘発することはまれである。覚醒時に咳をすることがあるが，この時期に起こる咳は有害の現象で

はなく，生理的に喉頭や気管内の異物を除去しようとする正常反応であることが多い。したがって，度重なる咳で呼吸困難とならない限りは対処は不要であり，逆に，咳をしている時にマスクを抜去などして刺激を加えると喉頭痙攣を誘発する危険性が高くなる。そのため，LMAは患者の嚥下運動が回復し，自然に覚醒するまで挿入しておくのがよく，また刺激を加えて嘔吐反射などを誘発させないのが賢明である。もし度重なる咳をしたり喉頭痙攣を起こすようであれば，麻酔を深くしてからマスクを抜去すべきである。麻酔がまだ深い状態でマスクを抜去しても嘔吐，咳き込み，喉頭痙攣などを誘発することは少ない。ただし，その状態でマスクを抜去すると，舌根沈下などの上気道閉塞を起こす危険性がある。

(3) 呼吸器系に及ぼす影響
a. 挿入時反応

LMAを挿入するのに，筋弛緩薬は必要としないことが多い。これは気管挿管に比べ，マスクの挿入による咳き込みや喉頭痙攣を誘発する頻度が著しく低いからである[4) 7)]。プロポフォールは，サイアミラールに比べて咽頭や喉頭の反射をより強く抑制する[4) 7)]。プロポフォール $2.5\,mg\cdot kg^{-1}$，あるいはサイアミラール $4\,mg\cdot kg^{-1}$ の投与後に挿入の容易度を比較した研究において，プロポフォール使用群では，咽頭反射が誘発される確立が有意に低かったと報告されている。通常，$2.5 \sim 3.0\,mg\cdot kg^{-1}$ のプロポフォールの投与により，マスクの挿入による咽頭，喉頭反射の頻度を低く抑えることが可能である。小児は成人に比べ，咽頭，喉頭反射はより容易に誘発されるため，より多量のプロポフォールが必要で[4)]，$4\,mg\cdot kg^{-1}$ 程度が必要となる。一方，サイアミラールの単独投与では，咽頭，喉頭反射を誘発せずにマスクを挿入することは困難である。吸入麻酔薬によっても適切な麻酔深度を保つことにより，筋弛緩薬を投与しなくても，LMAの挿入に伴う咽頭喉頭反射を抑制しうる。例えば，咽頭喉頭反射を誘発せずにマスクを挿入できるセボフルランのMACは成人，小児とも約2％である。

LMAの挿入直後に換気が不可能，あるいは困難な場合がある。マスクの挿入位置が不適切なために気道が閉塞されている場合もあるが，正常位置に挿入されていても声門が閉塞することにより換気が困難となることも多い。これは，食物の摂取により咽頭から食道開口部が刺激されると，誤嚥を防ぐため声門が一時的に閉鎖する反応と同じと考えられている。また，麻酔が浅い状態でマスクを挿入すると，いわゆる息ごらえのように20〜30秒間声門が閉鎖することがある。この時点でマスクを不用意に抜去すると，それが刺激となり，喉頭痙攣に移行する危険性が高くなる。一般的には，動脈血ヘモグロビン酸素飽和度が低下し始めていない場合，プロポフォールなどの静脈麻酔薬を追加投与しながら，陽圧換気を持続して気道が開通するのを待つのがよい。一方，麻酔は十分に深いにもかかわらず気道閉塞が解除できない場合は，不適切に挿入されたマスクにより，上気道が閉塞されていると考えられる。そのような場合には，マスクを抜去し，マスクの再挿入，あるいは気管挿管を行う。現実には，マスク挿入後に気道閉塞が起こり，動脈血ヘモグロビン酸素飽和度が低下し始めた場合，麻酔を深くすべきかマスクを抜去して気管挿管をすべきかをすみやかに判断するのが困難な場合がある。そのた

め，十分に深い麻酔をしてからマスクを挿入すべきである。

b．使用時反応

　LMAが挿入されている間，調節換気でも自発呼吸でも換気を適切に行うことが可能である。LMAが喉頭反射などを誘発する率は，気管挿管による場合に比べて有意に低いため，比較的浅い麻酔で使用できる。しかしながら，浅い麻酔をしていると，手術刺激で喉頭反射を誘発したり，胃内への空気を吸い込み胃拡張を起こす危険性がある。そのため，筋弛緩薬を使用していない場合，あるいは頻回に筋弛緩薬を追加投与せずに麻酔を維持している場合には，LMA使用時も麻酔を十分に深くすべきである。

　高濃度の吸入麻酔薬投与下に自発呼吸をさせると，手術刺激による喉頭反射を抑制する以外に，麻酔深度の自動調節ができるという利点がある。手術の刺激が加わると呼吸が増強し，より多くの麻酔ガスを吸入し，麻酔は自動的に深まる。一方，麻酔が手術刺激に対して相対的に深くなると，呼吸は浅くなり吸入麻酔薬の吸入も低下する。そのため，吸入麻酔薬を高濃度に保つと，手術刺激の変化に対して自動的に適切な麻酔深度が得られる。

　麻酔が浅いと，手術刺激により声門が閉鎖しうる。気道閉塞の原因が声門の閉鎖か胸腔内の閉鎖かを鑑別するには，頸部の聴診をするとよい。もし声門が半閉鎖していると，頸部でヒューヒューという狭窄音が聞こえる。また，頸部の聴診で，始めの呼吸音が清明であったが，手術刺激が加わってから狭窄音が聞こえるという徴候は，麻酔が浅いという指標となる。

　LMAを挿入することにより，舌根沈下などの上気道閉塞をバイパスできるので，フェイスマスクを使用している場合より気道の抵抗が低くなる。また，死腔量も挿管チューブよりは多いが，フェイスマスク使用時よりは少ない。しかしながら，呼吸仕事量は気管チューブ挿入時に比べてLMAでは少ないとはいえ，約同程度である。これは，気管チューブ使用時には，バイパスされる喉頭部での空気抵抗がLMA使用中に増加するため，仕事量が増えると考えられている[7]。LMAは喉頭や気管内腔に接触しないため，挿管チューブに比べて気道の刺激性が低い。そのため，喘息を有する場合などでは症状を増悪させる危険性は低い。

c．抜去時反応

　気管チューブの抜去により，しばしばバッキングや咳き込みを起こすことがある。一方，麻酔からの覚醒後にLMAを抜去しても，それらが起こる頻度は低い。特に，患者本人にマスクを抜去させると，咳き込むことはまれで，本法は有用な方法と思われる。

（4）循環系に及ぼす影響

　LMAの挿入により，血圧および心拍数は増加するが，上昇の程度は，気管挿管時に比べ有意に小さく，口腔内へのエアウェイの挿入による変化と同程度である。プロポフォールなどで麻酔を導入した場合，LMAの挿入による血圧の上昇は，麻酔導入前の血圧を超えることはまれである。

気管チューブが気管内に挿入された状態で麻酔から覚醒させると，血圧や心拍数が増加することが多いが，LMAが挿入されている場合には循環変動は小さい。また，マスクの抜去による咳き込みなどによる循環系に及ぼす影響も小さい。

(5) 眼圧に及ぼす影響

LMAの挿入による眼圧の変化も循環系と同様，気管挿管に比べて小さい。正常の眼圧を有する症例では，全身麻酔の導入により眼圧は低下するが，気管挿管をすると眼圧は上昇する。ただし，導入前の眼圧を超えることはまれである。一方，LMAを挿入しても眼圧は変化せず，導入前より低い眼圧が維持される。それゆえ，正常眼圧をもつ症例では，眼圧に対してはLMAも気管挿管も臨床的に差はないようである。

一方，緑内障を有する患者においては，気管挿管とLMAの挿入では，臨床的に意味のある差が生じうる。眼圧が上昇していた緑内障20症例での研究では，麻酔導入後の気管挿管により，約3割の症例で眼圧が導入前より有意に上昇した。一方，LMAを挿入しても眼圧が導入前値を超える症例は1例もなかった。また，循環系に及ぼす影響と同様に，LMAの抜去が眼圧に対する影響は，挿管チューブの抜去に比べて著明に小さいことが確認されている。そのため，緑内障を有する患者では，LMAが適応であれば積極的に使用すべきであろう。

(6) 頸椎に及ぼす影響

不安定頸椎を有する症例では，頭髄の保護を目的として，頭頸部水平固定などを行うが，この頭頸位でのLMAの挿入は困難となる。遺体を用いてのLMAあるいは挿管用LMA挿入時に，マスクが頸椎に加える圧を測定した研究がある。それによると，これらの挿入時には約100cmH_2O前後の高い圧が頸椎に加わり，挿管用LMAの場合にはその圧が持続することが判明した。実際に，挿入時の短時間の圧が頸髄に悪影響を及ぼすか否かは不明であるが，少なくとも挿管用LMAを通して挿管をしたあとは，マスクをすみやかに抜去するのが賢明であろう。

【参考文献】

1) Brain AI. The development of the laryngeal mask : A brief history of the invention, early clinical studies and experimental work from which the laryngeal mask evolved. Eur J Anaesthesiol 1991 ; Suppl 4 : 5-17.
2) Brain AIJ, Verghese C, Addy EV, et al. The intubating laryngeal mask. I : development of a new device for intubation of the trachea. Br J Anaesth 1997 ; 79 : 699-703.
3) Brain AIJ, Verghese C, Strube PJ. The LMA 'ProSeal' : A laryngeal mask with an oesophageal vent. Br J Anaesth 2000 ; 84 : 650-4.
4) Asai T, Morris S. The laryngeal mask airway : Its features, effects and role. Can J Anaesth 1994; 41 : 930-60.
5) Nandi PR, Nunn JF, Charlesworth CH, et al. Radiogical study of the laryngeal mask. Eur J Anaesthesio 1991 ; Suppl 4 : 33-9.
6) Asai T. Difficulties in insertion of the laryngeal mask. In : Latto IP, Vaughan RS, editors.

Difficulties in tracheal intubation, 2nd ed. London : W. B. Saunders, 1997 : 197-214.
7) Brimacombe J, Brain AIJ, Berry AM. The laryngeal mask airway. A review and practical guide. London : W. B. Saunders, 1997.
8) Asai T, Brimacombe J. Cuff volume and size selection with the laryngeal mask. Anaesthesia 2000 ; 55 : 1179-84.
9) 浅井　隆．気道確保：挿管困難症例におけるラリンジアルマスクの役割．日本臨床麻酔学会誌 1999 ; 19 : 231-4.

（浅井　隆）

CHAPTER 3 ラリンジアルマスクの問題点

　ラリンジアルマスク（laryngeal mask airway，以下LMA）は，気管チューブとまったく同じ機能をもつものではなく，あくまでも気道確保としてのエアウェイである。その有用性と簡便性により臨床的応用は広がり，用途は多岐にわたる。しかし，LMAがマスクであるがために，その特有の問題点を理解して使用することが大切である。

　患者因子，麻酔方法，挿入時期，適切な換気条件・麻酔深度を理解し，使用者である麻酔科医の熟練度を向上させることが，合併症・偶発症を抑制するのに極めて重要である（表1）。

表1　LMAの適応禁忌

誤嚥の可能性	患者側因子	フルストマック症例
		病的肥満
		消化器疾患（胃食道逆流症，腸閉塞など）
		腹圧上昇患者（妊娠，巨大腹腔腫瘍，腹水など）
	手術側因子	上部消化管手術
		腹腔内圧増加（腹腔鏡下手術）
		トレンデレンブルグ体位を必要とする手術
換気困難の可能性	患者側因子	肺・胸郭コンプライアンス低下症例（肺水腫，肺線維症など）
		声門・喉頭異常
	手術側因子	胸腔内手術
		横隔膜を圧迫する手術

1. LMAの術中合併症(表2)

(1) 鼻腔・口腔からの液体流入による誤嚥

　適切なサイズのLMAが選択され，適切な位置に留置されていると，気道加圧によりカフ周囲からの漏れ圧が10cmH$_2$O以上となる。この状態では，LMAカフによる鼻腔や口腔内からの出血や，消毒のための液体，唾液などに対する喉頭への流入防御は起こらず，LMAカフを通り抜けて気管の中に流れ込む可能性は極めて低い。LMAが開発された英国では，LMAによる全身麻酔下に，扁桃腺摘出術や歯科領域の手術などが行われていた。これらの多くの症例では，気道内への唾液や血液などの流入もなく，麻酔が維持されていたが，LMAの内面に血液が付着していた症例も散見され，この種の手術に対する適応は，注意深い観察下で熟練した麻酔科医による使用が要求されると思われる。

　一方，小児では，LMAの形状が成人に類似して作成されたためか，カフによる密閉程度は低いが，それでも口腔内の色素がカフ内に流入するのは5％程度である。このようにLMAのカフによって喉頭以下の気道が守られているので，手術終了時には，手術中の唾液などの口腔内の液体はLMAカフの上に溜まっていることが多い。したがって，LMA抜去時には基本的にカフを抜かないで，カフ上にある唾液などを乗せたままにして引き抜くのがよいようである。

(2) LMAカフ周囲からの気体漏れ，胃内流入

　LMAカフ周囲からの気体漏れを防ぐためのカフ注入量は，LMAサイズ3，4でそれぞれ20ml，25mlが推奨されている。しかし，この量を注入するとカフ内圧が100mmHg以上にもなり高すぎることが指摘されている。また，LMAサイズ4では，カフ注入量が15～20ml程度まではガス漏れを防ぐのに有効であるが，25ml以上になると，逆にLMAの位置がずれるためにかえって漏れるようになる。LMAカフへの空気注入は，漏れを観察しながら5mlずつ入れていくのがよい[1]。

　LMAは基本的にエアウェイマスクであるため，高い圧で換気補助をすると，胃内に気体が流れ込む可能性がある。成人用のLMAサイズ3，4使用時に，陽圧換気によって胃内ガス流入が生じる最高気道内圧は平均すると28cmH$_2$Oで，カフ周囲からのガス漏れが生じる気道内圧は30cmH$_2$O前後である。

表2　LMAによる術中合併症

①気管内液体流入	誤嚥，逆流，嘔吐
②LMA周囲からのカフ漏れ	換気不全，胃内ガス流入
③咽・喉頭反射	咳嗽，吃逆，喉頭痙攣
④LMAカフ圧上昇	亜酸化窒素

小児では，これより低い圧で漏れが生じるとの予測もあるが，成人と同程度の気道内圧で漏れが観察されると考えてよい。いずれにしても，調節換気を行うとする際には，1回換気量は10ml/kg以下とし，気道内圧に注意を払うことが大切である。新生児や幼小児では，やはり胃内にガスが流入して胃膨満を発生しやすいので時折，胃管でガスを抜くことが必要である。

(3) 食道からの逆流による誤嚥

LMAは，咽頭・喉頭の解剖学的形状から作成されたものであるため，咽頭・喉頭を含めた解剖学的異常がある症例を除くと，誤嚥が最大で唯一の危険因子といえる。LMAは食道からの逆流物が梨状陥凹を経由して，喉頭・気管に流れ込むのを防ぐことができない。特に，LMAの口腔・咽頭における挿入・存在刺激は，上部胃腸反射を引き起こすとともに，下部食道括約筋の弛緩をもたらすことが知られている。LMAによる全身麻酔での臨床的に認められる逆流の頻度は，一般的症例で0.1％程度と考えられている。

〔プロシール™〕

標準型LMA（LMA Classic™）のもつ低シール圧に伴う胃内へのガス流入と嘔吐や消化管液の逆流に対する不完全な気道保護の改善を目的として改良されたのがプロシール™（LMA ProSeal™）である（図1）。このタイプには第2のマスクが背面に設けられ，さらにマスクの内部を通り先端に開口するドレーンチューブがある。これによりドレーンチューブ開口部は食道の入口部になるようになっており，加えて第2のマスクにより下咽頭腔が占有されるため気道と食道との通り道が分離されることになる。このような工夫によって，LMAの大きな問題点であった気管への逆流防止と胃管挿入が解決された[2)3)]。

プロシール™ではLMA挿入後の位置の確認も容易となった。マスクの挿入が浅い場合には，増設されたドレーンチューブから麻酔ガスが漏れ，また胃管が挿入できない。したがって，これらの徴候により適切な位置に挿入されていないことが推測可能となった。また，マスク周辺でのガス漏れに対するシール圧は平均30cmH$_2$Oと標準型LMAに比較して約2倍となり陽圧呼吸管理への道が開かれた。

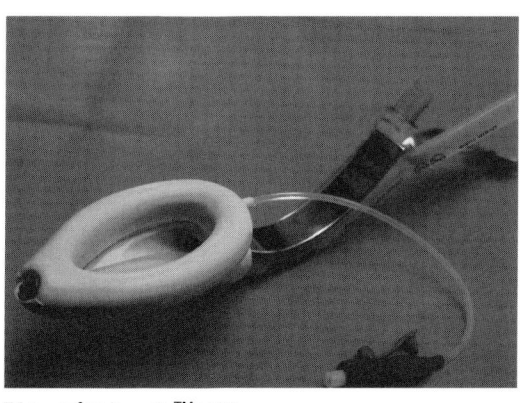

図1　プロシール™LMA

(4) 挿入時の咳嗽・咽頭反射，喉頭痙攣

　LMA挿入時の麻酔深度が十分でない場合，挿入の熟練度が低く，乱暴に，また試行回数が多くなる場合，およびLMAの先端がめくれて咽頭や喉頭を刺激する時などに発生する。特に，上喉頭神経神経内枝の刺激による喉頭痙攣は，換気困難を招くことから，避けなければならない。挿入技量を向上させることと，適切な麻酔深度および麻酔導入に用いる麻酔薬の選択が重要である。静脈麻酔薬の選択は重要で，バルビタール単独の麻酔導入におけるLMA挿入は，咽・喉頭反射のため困難である。LMA挿入のための麻酔導入に用いる静脈麻酔薬としては，咽頭・喉頭反射の抑制程度から，バルビタールに比較してプロポフォールが明らかに有用である。これは，声帯運動を調節している内喉頭筋群でも，声帯開大筋と閉鎖筋で静脈麻酔薬に対する反応性が異なることが関与していると思われる[4]。プロポフォール2.5〜3.0mg/kgにフェンタニルの少量（50〜100μg）の併用は，より円滑なLMA挿入を保証する。この状況で，ある程度熟練した麻酔科医がLMA挿入を試みた場合の咽頭・喉頭反射により，強い咳嗽や喉頭痙攣が起きる可能性は1％以下である。LMA挿入に熟練していない場合や，吸入麻酔薬吸入下では，ベクロニウム1〜2mgという少量の筋弛緩薬の併用は，喉頭痙攣などの合併症を防ぐことができるので有用である。

(5) LMAカフ圧

　LMAカフ圧は，カフ材質がシリコンゴムでできているため，全身麻酔に亜酸化窒素が用いられると変化する。しかし，内圧の経時推移は，LMAサイズにより異なる。LMAカフ内圧は，亜酸化窒素を吸入しないと，すべてのサイズで徐々に低下する。亜酸化窒素を吸入させた状態は，徐々に内圧が上昇した後に低下する傾向を示し，その変化はサイズ1,2でより著明である（図2）。これは，小さいLMAサイズのカフ壁がサイズ3,4よりも薄く作成されているから，透過性に差が生じると考えられている。

　最近，シングルユースを目的としたPVC製ソフトシールLMAが発売された。この製品は，柔らかく，亜酸化窒素を透過しづらいPVC製である。そのため，吸入麻酔薬として亜酸化窒素を使用しても，カフ内圧がほとんど変化しないのが特徴である。

表3　LMAカフ圧に影響する因子

①	LMAサイズ
②	カフ空気注入量
③	亜酸化窒素吸入濃度
④	LMAカフ材質

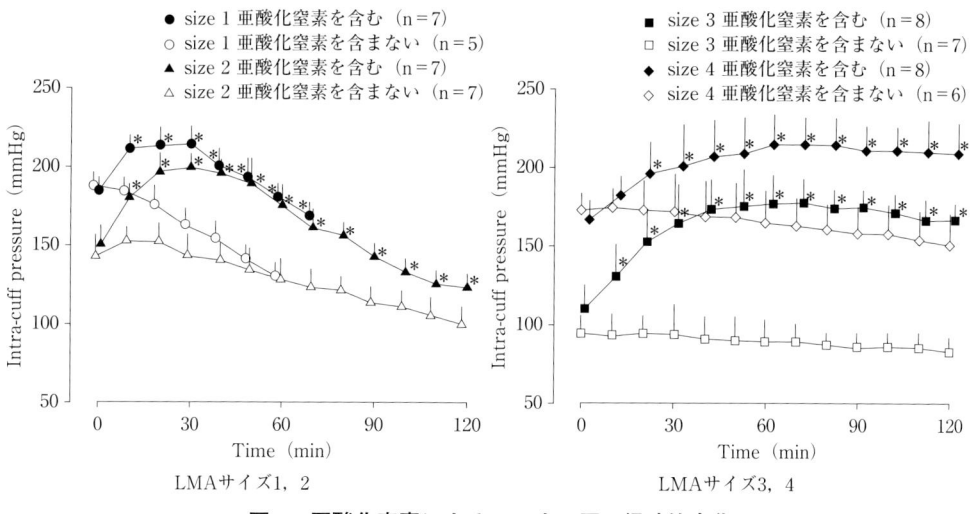

図2　亜酸化窒素によるLMAカフ圧の経時的変化
〔IWASAKI H, et al. Changes in laryngeal mask airway cuff pressure under general anesthesia with and without nitrous oxide. J Anesth 1993; 7 : 496. より引用〕

2. LMAの術後合併症（表4）

(1) 嘔吐・嘔気

　気管挿管による術後嘔吐・嘔気の頻度と大差はない。覚醒時の嘔吐は，防御機序として，声帯が閉じて喉頭・気管への侵入を防ぐために，必ずしも誤嚥につながるものではない。嘔吐は，よほど大きな換気量で胃内ガスを増加させるなどのことがない限り，麻酔導入・維持時には起こらず，LMA抜去時に問題となる。

　麻酔覚醒時のLMA抜去のタイミングは，患者の注意深い観察により嚥下運動が認められた時点である。このタイミングよりLMA抜去が遅くなると，LMAの刺激により嘔吐することがある。

　一方，術後の嘔吐・嘔気の頻度は，LMAと気管チューブによる全身麻酔では，ほとんど差がないか，術後早期においては，LMA使用例ではかえって嘔気の頻度が高いようである。これは，LMAを使用すると全身麻酔が浅く維持でき，このことが麻酔の覚醒を迅速にさせ，嘔

表4　LMAによる術後合併症

①	嘔吐・嘔気
②	咽頭痛，口腔内粘膜・舌・扁桃損傷・腫脹
③	発生・嚥下・構語障害
④	耳下腺・顎下腺腫大
⑤	舌咽・舌下神経麻痺

気の自覚症状を増加させる可能性がある。

(2) 術後咽頭痛，嚥下時違和感

LMAによる全身麻酔後の咽頭症状の発生頻度や程度は，気管挿管に比較して低いとされるが，約半数で認められるとの報告もある。通常のLMA挿入に伴う術後咽頭痛の頻度は，フェイスマスク換気による全身麻酔とほぼ同程度の15〜20％程度であることから，喉頭の乾燥という因子の関与が示唆される。

この合併症に対する対策として，麻酔科医ができることはLMAカフ圧の調節である。LMAカフ圧の上昇やカフへの注入量過多が，術後の咽頭痛，嚥下時違和感の一要因とされ，LMA開発者のBrainはカフ内圧を60cmH$_2$O以下にすることを推奨している。LMAカフ注入量を調節換気で，漏れなくなる必要最小量にすると，術後の咽頭痛を減少させる可能性がある[5]。

一方，LMAのカフ圧と術後の咽頭違和感との間には，関連は認められなかったとも報告されている。術後の咽・喉頭合併症の頻度と程度には，LMAカフ圧よりも，LMA挿入試行回数，挿入完了までの時間，および口腔内粘膜に対する損傷程度など，麻酔科医の熟練度がより重要である。口蓋垂，扁桃および咽頭の損傷も報告されており，LMA挿入操作の熟練度を向上させる必要がある。頭痛および嚥下時違和感は，いずれも麻酔覚醒直後に自覚することから，LMAによる全身麻酔からの覚醒が，気管挿管によるものより迅速であることも，関係している可能性もある。

(3) 発声障害，声帯麻痺，披裂軟骨脱臼

LMAは気管チューブと異なり，異物が声帯を通過しないので，喉頭や声帯に与える影響が極めて少ないと考えられている。LMAによる術後の音声学的研究によると，短時間手術では変化は認められないが，2時間以上の手術になると，反回神経麻痺や声帯ポリープなどでみられる音声のピッチ変動率の異常が一時的に認められる。LMAのカフ圧による咽頭粘膜の血流障害が要因と推察されているが，詳細は不明である。また，一過性の構語障害の可能性も報告されている。構語には口唇，舌，咽頭および喉頭の運動に関係する神経・筋活動により影響を受けるが，LMA自体，およびカフによる直接神経の圧迫や組織血流障害などが推測されているものの，やはり詳細は不明である。

(4) 耳下腺，顎下腺

耳下腺，顎下腺などの腺分泌がLMAによる機械的に伸展されたり，あるいは直接的な圧迫により閉塞されると，腺腫大を発生の可能性がある。特に，LMAは下顎三角部で咽頭，喉頭部で矢状面前方に圧迫し，下顎三角部に存在する顎下腺が直接圧迫されやすく，顎舌骨筋と口腔底の間で唾液腺開口部が閉塞される可能性がある。

LMAは，気管挿管チューブによる全身麻酔に比較すると，LMAのカフなどによる口腔内容積の増大によって，直接的に，また舌根の圧迫により腺分泌開口部が閉塞される可能性があ

る。

一方，LMA麻酔深度が唾液分泌に影響する。浅麻酔深度で維持されるLMAによる麻酔では，咽頭反射による唾液分泌増加，LMA挿入時やそれまでの補助換気時の息こらえ・咳嗽反射による胸腔内圧上昇など，腺分泌が亢進する可能性がある。

対策として，術前に唾石の有無をチェックしておく，LMAカフの注入量は必要最小限とする，および円滑な麻酔導入と維持により腺分泌の増加を抑制するなどがある。

麻酔関連薬物では，スキサメトニウムが唾液腺を腫大させるとの報告がある。アトロピンは口腔内唾液分泌を減少させるが，一方で唾液腺を腫大させるとの報告もある。しかし，浅い麻酔深度で維持されるLMAによる麻酔では，LMAによる機械的な口腔内刺激による唾液分泌増加が起こりえるので，麻酔深度を適切に維持し，唾液分泌を抑制することが重要である。

(5) 脳神経麻痺

LMAのカフなどによる，口腔内容積の増大による舌根部から下顎三角部への圧迫は，顎下腺の下に位置する軟部組織だけでなく，舌下神経，迷走神経，舌神経などにも影響する可能性がある。

(6) 動脈血–呼気終末二酸化炭素ガス分圧較差（$Pa-_{ET}CO_2$）

LMAによる全身麻酔は，自発呼吸で維持されることが多い。この際，吸入麻酔薬による呼吸抑制で高二酸化炭素ガス血症となるので，呼気終末二酸化炭素ガス分圧をカプノメータにより持続的に測定することが望まれる。気管挿管下における$Pa-_{ET}CO_2$較差は小さく，調節換気時の換気量を決める指標として有用である。しかし，吸入麻酔薬による自発呼吸でのLMAを用いた全身麻酔では，1回換気量の減少と呼吸数増加による死腔換気量比（V_D/V_T）が大きくなることと，気管チューブに比較してシャフトが太く，マスク部分が加わるため，さらにV_D/V_Tが大きくなる。したがって，$Pa-_{ET}CO_2$が増大する可能性が推測される。特に，この現象は浅く速い呼吸をしている幼小児で顕著となる。LMAによる全身麻酔時には，測定される呼気終末二酸化炭素ガス分圧に比較し，動脈血二酸化炭素ガス分圧が高くなっている可能性を知っておくことが大切である。

【参考文献】

1) Keller C, et al. Influence of cuff volume on oropharyngeal leak pressure and fibreoptic position with the laryngeal mask airway. Br J Anaesth 1998 ; 81 : 186.
2) Agro F, et al. Prevention of tracheal aspiration in a patient with a high risk of regurgitation using a new double-lumen gastric laryngeal mask airway. Gastrointest Endosc 1997 ; 46 : 257.
3) Brimacombe J. Airway protection with the new laryngeal mask prototype. Anaesthesia 1996 ; 51 : 602.
4) Iwasaki H, et al. Differential effects of propofol, thiamylal and ketamine on the cricothyroid and posterior cricoarytenoid muscles of the canine larynx. Can J Anaesth 1996 ; 43 : 39.
5) Burgard G, et al. The effect of laryngeal mask cuff pressure on postoperative sore throat incidence. J Clin Anesth 1996 ; 8 : 198.

〈岩崎　寛〉

CHAPTER 4 ラリンジアルマスクの挿入法

　ラリンジアルマスク（laryngeal mask airway，以下LMA）の利点は，喉頭鏡やイントロデューサなどの補助器具を用いずに口腔内へ挿入することにより，すみやかに，かつ確実に気道確保を遂行できることである。しかし，適切な方法でLMAを挿入しないと，十分な気密性が得られないばかりか，逆に気道を閉塞したり，口腔内粘膜を損傷して出血が生じる危険性がある。したがって，各種LMAに対して標準的な挿入法がBrain[1]によって推奨されている。一方，Brainの標準挿入法以外にも，多彩な挿入手技が報告されており，何らかの補助器具を用いて挿入する方法もいくつか考案されているが，前述の理由によりLMAの利点を失わせると考えられる。また，LMAの使用に慣れていない者では，マスクを膨らませて挿入する方法の方が，Brainの標準法よりも容易であるという報告[2]もあるが，LMAの使用経験が増えると，標準法の方がマスクを膨らませて挿入する方法よりも挿入成功率が高くなるという[3]。したがって，LMAの使用に不慣れな人でも，標準的挿入法に習熟するように努力すれば，慣れた後には高い成功率を維持できると考えられる。したがって，最初に各種LMAにおける標準挿入法について解説する。

1. 標準型LMA（LMA Classic™）の挿入法

　挿入に先立ち，LMAのマスク部が平らになるように（**図1a**），マスク内の空気を脱気することが重要である。LMAのマスクの開口面を平らな所に置き，マスクの背側を第2指から第4指を用いて押しつけた状態で脱気すると，マスク面が平らになる（**図1b**）。この操作は意外と難しく，なかなか良い形状を得にくい。マスク脱気後に，潤滑剤をマスクの先端部の背側のみに塗布する（**図1c**）。マスクの喉頭へ密着する部位へ塗布すると，LMA使用中に潤滑剤が固まり，気道狭窄を発生することがあり，行わない。なお，LMAにおけるマスクの脱気法ならびに潤滑剤を塗布する部位は，全種類のLMAにおいて同じである。

　準備したLMAは，**表1**に示す手順で口腔内へ挿入する。まず，右手の第2指と第1指の先端でLMAのマスクとチューブとの接合部をペンを持つように保持する。挿入時は下顎を前方に

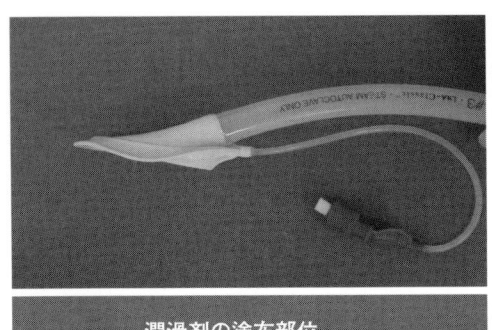

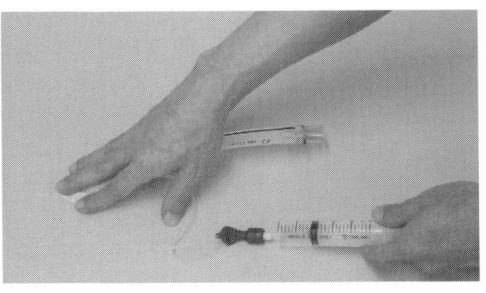

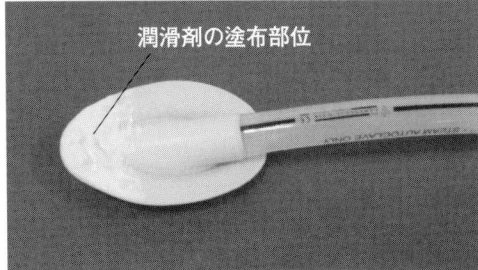

図1 標準型LMAのカフ脱気時の形状・脱気法・潤滑剤の塗布部位

突き出す姿勢，すなわち嗅ぐ姿勢（sniffing posision）とする．仰臥位においてsniffing posision を取るには，頭頂部の後部に左手を置き，頭部を後屈させるとよい．筋肉が弛緩している状態ではsniffing positionを取ることにより，患者の口はLMAのマスクが入る程度に開口する．もし開口が不十分であったり，サイズの大きいLMA使用時，あるいはマスクを口腔内へ入れにくい場合には，介助者に軽く下顎を引き下げてもらうとマスクが歯列部を通過しやすくなる．次いで，LMAのマスク先端部の背側を硬口蓋に押し当てるが，この際マスク先端部を平らな状態で硬口蓋に密着させる（**図2**a）．次いで第2指でマスクとチューブの移行部を硬口蓋に押しつけるようにすると，口蓋咽頭部の解剖学的彎曲に沿ってLMAが自然に咽頭部へと進む（**図2**b）．もしLMAの先端が当たって，挿入が難しい時は，第2指に加える圧を高めると，マスク先端部が硬口蓋からわずかに離れ，マスクの進入を容易にする．すなわちLMAを挿入するという感覚よりも，第2指を押しつけることにより，硬口蓋の彎曲をLMAが滑るようにして挿入される．マスクが正しい位置にまで挿入されると，第2指に抵抗（それ以上入らない）を感じるので，マスクが浅くならないように左手でエアウェイチューブを保持しながら，第2指を口腔内から抜く（**図2**c）．第2指の操作だけでは挿入が不十分な場合には，さらに奥まで押し込む．挿入したならば，推奨されている容量，もしくはマスク内圧が60cmH$_2$Oとなるようにマスクに空気を注入するが，注入時にはLMAに呼吸回路を接続したり，手で保持することは行わない（**図2**d）．その理由は，LMAの位置が深すぎる場合には，マスクに空気を注入することによりLMAが若干浮き上がり，マスクが適切な位置におさまるためである．

　何らかの理由により，挿入者が患者の頭側に位置しえない場合には，患者の体幹左側に立ち，挿入する方法がある．LMAのチューブとマスクの接合部で，開口部側に右手第1指を当ててエアウェイチューブを保持し，マスク先端部の背側を硬口蓋に押し当てる．次いで，第1指でマスク先端部の背側を硬口蓋に押しつけるようにし，口蓋咽頭部の彎曲に沿わせて挿入す

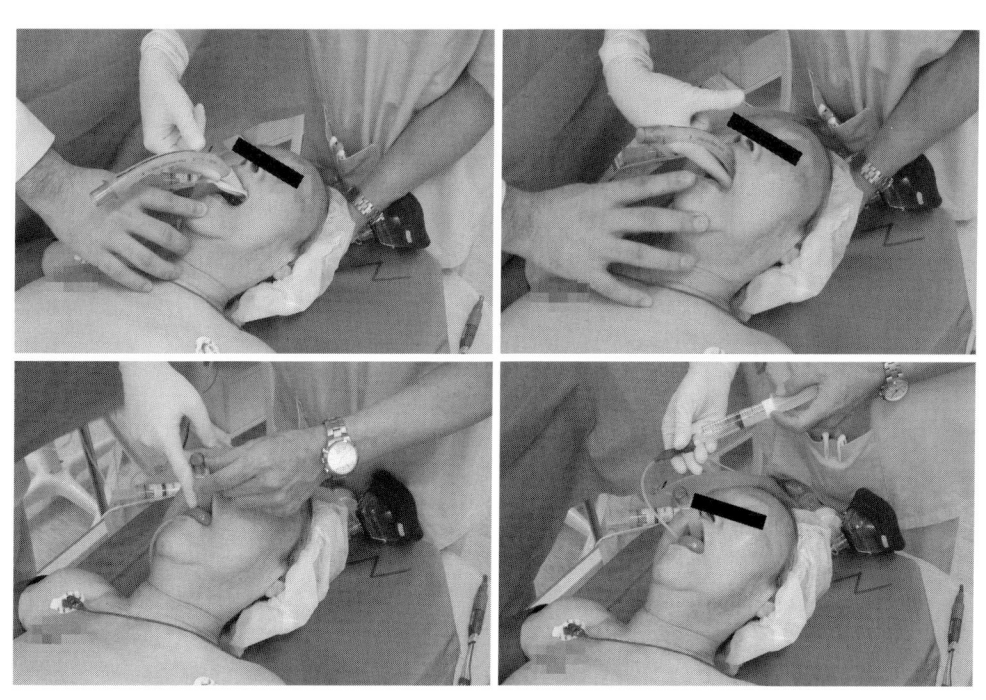

図2　標準型ならびにフレキシブル™LMAの第2指による挿入法

a	b
c	d

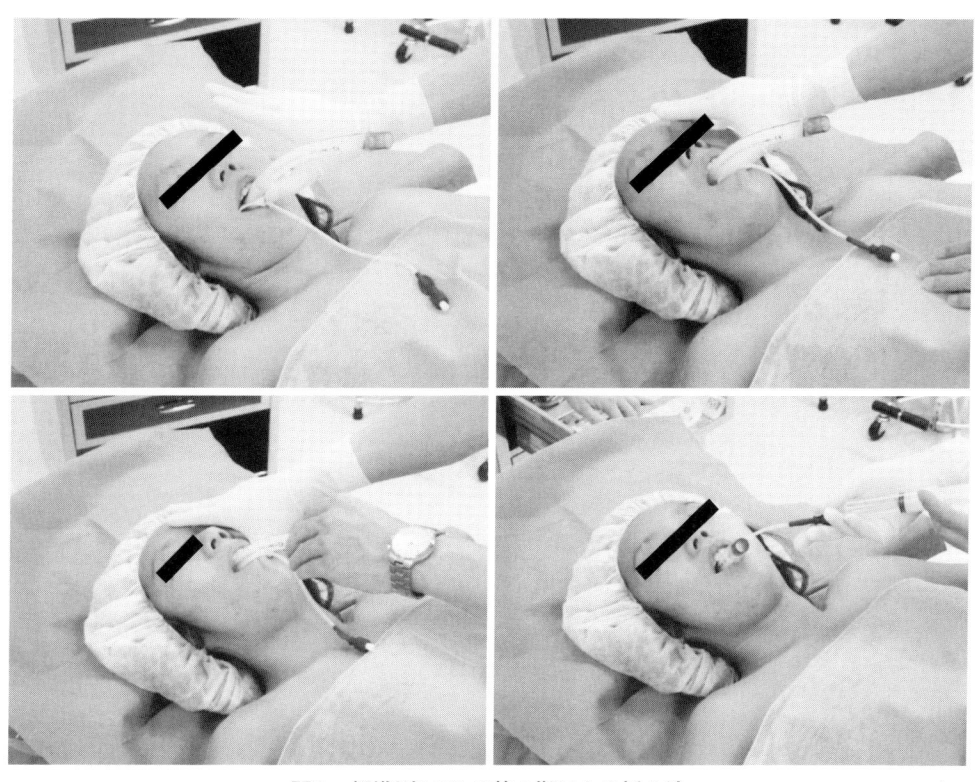

図3　標準型LMAの第1指による挿入法

a	b
c	d

る（表2，図3）。

2. フレキシブル™LMAの挿入法

　フレキシブル™LMA（LMA Flexible™）の挿入法は，標準型LMAの挿入法と同様である。すなわち，患者の頭側に立ち第2指で挿入するには，表1の方法で，一方，患者の体幹側に立ち第1指で挿入するには，表2に示す方法で実施する。フレキシブル™LMAは，エアウェイチューブの素材がスパイラル構造であるために曲がりやすく，挿入時にマスクの進入方向が標準型LMAに比べて不安定である。したがって，非熟練者では標準型LMAと比較すると，フ

表1　第2指による標準型ならびにフレキシブル™LMAの挿入とポイント

	挿入手順	ポイント
①	LMAのマスクの形が平らになるように完全に空気を脱気し，マスクの背部表面のみに潤滑剤を塗布する	・脱気時のマスクの形状 ・潤滑剤の塗布部位
②	マスクとエアウェイチューブの接合部を右手の第2指と第1指で保持し，頭部を左手で後屈させsniffing posisionを取る。	・LMAの保持の仕方 ・頭位の取り方
③	マスクの先端背部が平らになるように，硬口蓋に押し当てる。	・マスク先端部の当て方
④	第2指だけを使って，マスク先端を硬口蓋に押しつけながら咽頭喉頭内へ挿入し，カフ先端が平らになった状態のまま咽頭後壁に沿って進ませる。	・第2指によるマスクの進入
⑤	第2指を使って抵抗が感じられる所まで挿入し，その後左手でエアウェイチューブを保持して口腔内から第2指を抜く。第2指のみでは挿入が不十分な場合には，十分に奥まで押し込む。	・第2指を抜く際のチューブの保持
⑥	マスクに推奨されている容量内の空気を注入するが，注入している時にLMAには触れてはいけない。マスク内圧を測定できる器具があれば，60cmH$_2$Oを目安とする。	・マスクへの空気注入法ならびに容量

表2　第1指による標準型ならびにフレキシブル™LMAの挿入法

	挿入手順
①	右手第1指を開口部側のカフとエアウェイチューブの接合部にあてて，エアウェイチューブを保持する。
②	患者の体幹左側に立ち，カフ先端を硬口蓋にあてがう。
③	右手第1指のみでカフ先端部を硬口蓋に押しつけ，頭部を後屈させる。
④	第1指以外の指は顔面上部で伸ばした状態にして，第1指のみでカフの背側を硬口蓋に押しつけながら咽頭喉頭内へ挿入する。
⑤	左手でエアウェイチューブを保持して，第1指を口腔内から抜く。
⑥	LMAに触れずにカフに空気を注入する。

レキシブル™LMAは挿入しにくい印象を受ける。その対処法として，スパイラルチューブを硬化させるために，チューブ内にスタイレットあるいはブジーを留置した状態で挿入する方法が報告されている[4]。しかし，標準挿入法を習熟すれば，これらの補助器具を使用しなくても容易にフレキシブル™LMAを挿入することができる。

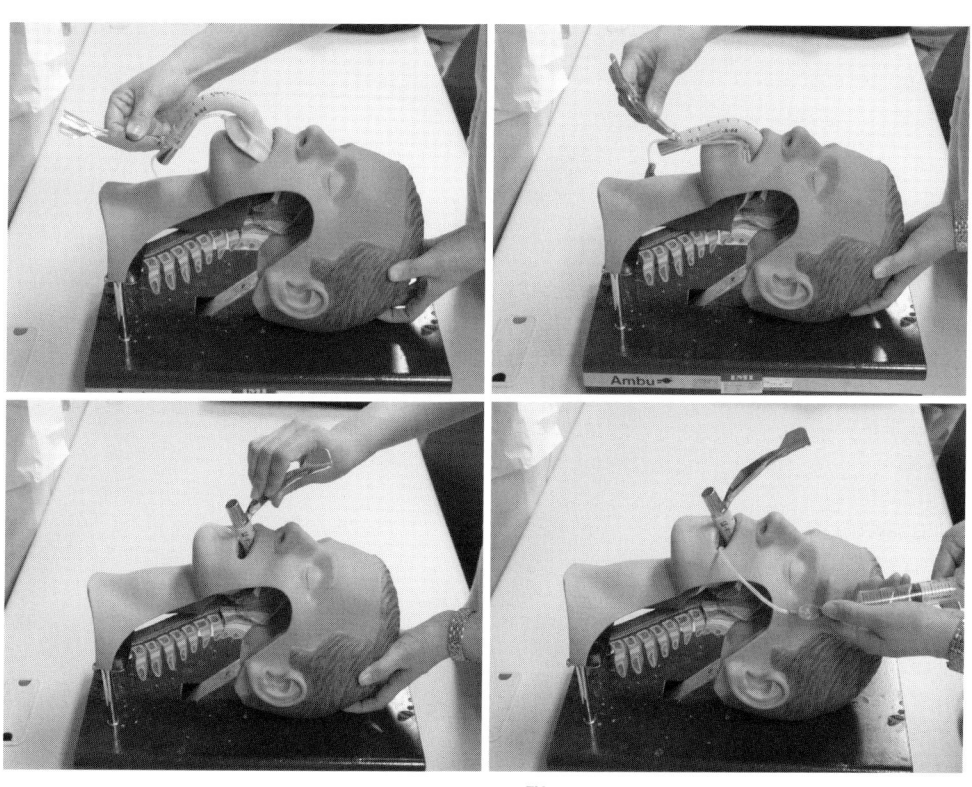

3. ファーストラック™LMAの挿入法

ファーストラック™LMA（LMA Fastrach™）のチューブは他のLMAと異なり，金属製の

表3 ファーストラック™LMAの挿入法

	挿入手順
①	頭部は枕を用いて自然位をとる。
②	ファーストラック™LMAのハンドルを右手第1～2指で保持する。
③	カフ先端部の背側が平らになるように，硬口蓋に押し当てる。
④	エアウェイチューブの彎曲を硬口蓋に沿わせて円を描くようにして挿入する。
⑤	エアウェイチューブ，ハンドルから手を離しカフに空気を注入する。

図4 ファーストラック™LMAの挿入法

a	b
c	d

筒の周囲をシリコンゴムで覆い，チューブ末端にハンドルがある。したがって，チューブの彎曲は変形しないので，無理に挿入すると口腔内粘膜を損傷する危険性がある。しかし，チューブの彎曲は咽頭後壁の解剖学的彎曲に適合する形状であり，**表3**ならびに**図4**に示す方法で挿入すると，口腔内粘膜を損傷することなく容易に気道確保を行える。

4. プロシール™LMAの挿入法

プロシール™LMA（LMA Proseal™）のマスクの脱気は他のLMAと同様に，マスクの開口面を平らな所に置き，マスクの先端部の背側を第2指から第4指を用いて押しつけた状態で行うが，プロシール™LMAに付属するデフレータを用いる方法もある（**図5a**）。また，プロシール™LMAには各種LMAのなかで唯一，挿入補助器具であるイントロデューサがある。したがって，プロシール™LMAの挿入法には，プロシール™-イントロデューサを使用する方法と，標準型あるいはフレキシブル™LMAと同様に，第1または第2指による挿入法がある。

(1) プロシール™-イントロデューサを使用した挿入法

まず，イントロデューサをLMAに取り付ける。すなわち，イントロデューサの先端をマスク後部の固定ストラップに差し込み，エアウェイならびにドレインチューブの両者をイントロデューサの彎曲に沿って曲げ，エアウェイチューブの近位先端をイントロデューサのはめ込み口に差し込む。イントロデューサをプロシール™LMAに取り付けると，ファーストラック™と似た形状となる（**図5b**）。したがって，マスクを咽頭喉頭部に到達させるまでは，ファーストラック™LMAの挿入法とほぼ同様である。挿入後はイントロデューサを抜去するが，操作時にプロシール™LMAが一緒に抜けないようにチューブを保持する。マスクへの空気の注入は，イントロデューサを抜去した後に行う（**表4，図6**）。

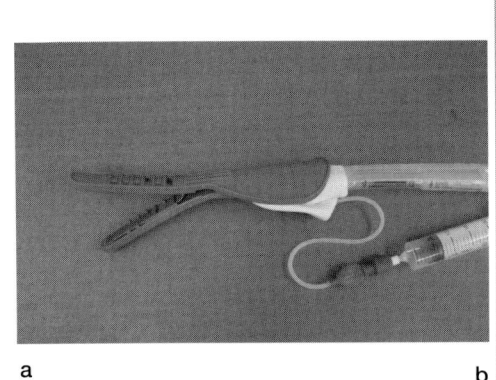

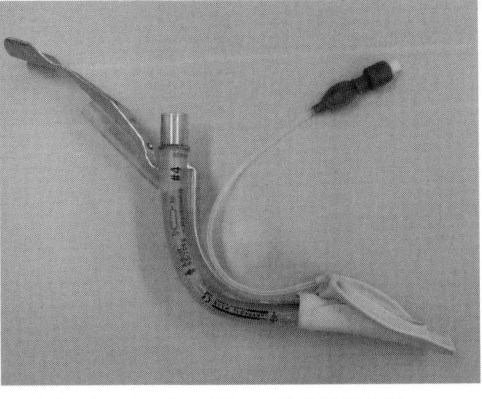

図5 プロシール™LMAにおけるデフレターならびにイントロデューサの使用方法

表4 イントロデューサを用いたプロシール™LMAの挿入法

	挿入手順
①	カフを下咽頭に挿入するまではファーストラック™LMAに準ずる。
②	エアウェイチューブの近位先端をイントロデューサのはめ込み口からはずす。
③	プロシール™LMAが抜けないようにチューブを保持し，イントロデューサを口腔内から抜去する。
④	カフに推奨されている容量内の空気を注入するが，膨らませている時にLMAには触れてはいけない。カフ内圧を測定できる器具があれば，60cmH$_2$Oを目安として空気を注入する。

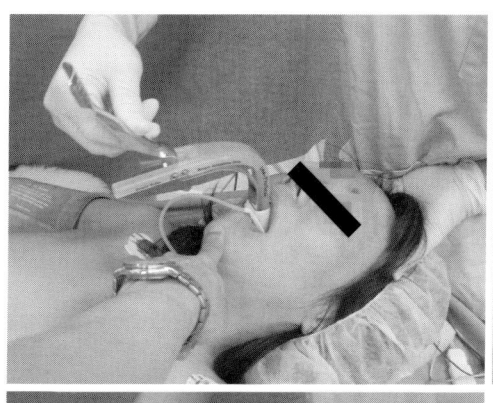

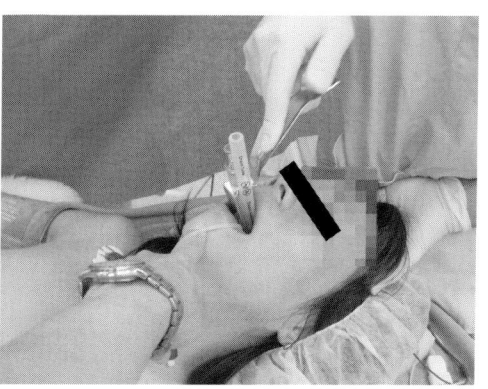

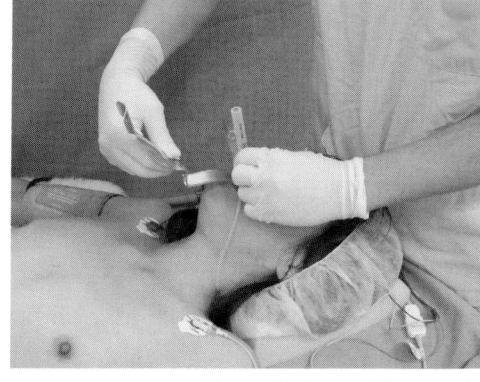

a | b
c |

図6 プロシール™LMAの挿入法（イントロデューサ使用）

(2) 第2指による挿入

この方法は，標準型ならびにフレキシブル™LMAにおける挿入法と同じであるが，プロシール™LMAではエアウェイチューブとドレインチューブが併走しており，マスクを第2指で保持しやすく，標準型ならびにフレキシブル™LMAよりも容易に挿入できる。プロシール™は，第2指を固定ストラップに差し込んでチューブを保持する。その後の挿入法は，標準型ならびにフレキシブル™LMAと同様である（表5）。

(3) 第1指を用いた挿入法

患者の体幹左側に立ち，右手の第1指で挿入する方法である。すなわち，第1指をプロシー

表5　第2指によるプロシール™LMAの挿入法

	挿入手順
①	右手の第2指を固定ストラップに差し込みチューブを保持し，頭部を左手で後屈させsniffing posisionを取る。
②	カフの先端背部が平らになるように，硬口蓋に押し当てる。
③	第2指だけを使って，カフ先端を硬口蓋に押しつけながら咽頭喉頭内へ挿入し，カフ先端が平らになった状態のまま咽頭後壁に沿って進ませる。
④	第2指を使って抵抗が感じられる所まで挿入し，その後左手でチューブを保持して口腔内から第2指を抜く。第2指のみでは挿入が不十分な場合には，十分に奥まで押し込む。
⑤	カフに推奨されている容量内の空気を注入するが，膨らませている時にLMAには触れてはいけない。カフ内圧を測定できる器具があれば，$60cmH_2O$を目安とする。

表6　第1指によるプロシール™LMAの挿入法

	挿入手順
①	第1指を固定ストラップに入れてチューブを保持する。
②	患者の体幹左側に立ち，右手第1指を用いて硬口蓋にカフをあてがう。
③	右手第1指を用いて硬口蓋にカフを押しつけ，頭部を後屈させる。
④	第1指以外の指は顔面上部で伸ばし，第1指でカフを口腔内へ挿入する。
⑤	左手でチューブを保持して口腔内から第1指を抜く。
⑥	LMAに触れずにカフに空気を注入する。

ル™LMAの固定ストラップに入れてチューブを保持し，第1指でマスクを硬口蓋に押しつけながら挿入する（表6）。

LMA挿入後にマスクへ注入する空気の容量は，標準型，フレキシブル™，ファーストラック™，プロシール™LMAのすべてにおいて，各サイズの推奨容量もしくはマスク内圧を$60cmH_2O$に維持する量を目安とする（表7）。

5. ディスポーザブルLMAの挿入法

ディスポーザブルLMA（LMA Unique™）の最適な挿入法は，市販されてからの年月が少ないためか，まだ明確でない。しかし，標準型LMA挿入時と同様の方法で，ディスポーザブルLMAを挿入すると両者にさしたる差は感じられない。したがって，ディスポーザブルLMAの挿入は，標準型LMAの第2指挿入法に準じた方法でよいと考えられる。一方，ディスポーザブルLMAにおけるマスク容量については，亜酸化窒素によるマスク内圧上昇が標準型LMAより少ないとの報告[5]がされているが，至適なマスク容量は明らかにされていない。各種LMAにおけるマスクの注入量を比較すると，ディスポーザブルLMAではほかの4種類のLMAより，全サイズにおいて若干多い容量が推奨されている（表7）。

表7 各種LMAにおけるサイズ別の推奨カフ容量

種類	体重・体格	サイズ	最大カフ量(ml)
標準型LMA	新生児〜体重5 kg	1	4
	体重5〜10kg	1.5	7
	体重10〜20kg	2	10
	体重20〜30kg	2.5	14
	体重30kgの小児／小柄な成人	3	20
	成人：体重50〜70kg	4	30
	成人：体重70〜100kg	5	40
フレキシブル™LMA	体重10〜20kg	2	10
	体重20〜30kg	2.5	14
	体重30kgの小児／小柄な成人	3	20
	成人：体重50〜70kg	4	30
	成人：体重70〜100kg	5	40
ファーストトラック™LMA	幼児：体重5〜10kg	1.5	7
	小児：体重10〜20kg	2	10
	小児：体重20〜30kg	2.5	14
	小柄な成人	3	20
	平均的な成人	4	30
	大柄な成人	5	40
プロシール™LMA	小児：体重30〜50kg	3	20
	成人女性：体重50〜70kg	4	30
	成人男性：体重70〜100kg	5	40
ディスポーザブルLMA	体重30〜50kg	3	25
	体重50〜70kg	4	35
	体重70kg以上	5	55

6. その他の挿入法

　LMAの標準挿入法以外にも多彩な検討がされており，約30種類の方法があるといわれている[6]。その中で代表的な方法を表8に示すが，マスクを完全もしくは部分的に膨らませたまま挿入する方法は，現在比較的広く行われている。マスクを膨らませる方法で行うと，標準的挿入法に比べ，使用後の出血が少ないという報告もある。なお，挿入時の補助器具として，まずスプーンを口腔内へ挿入し，その彎曲に沿ってLMAを導入するという特殊な方法もある。

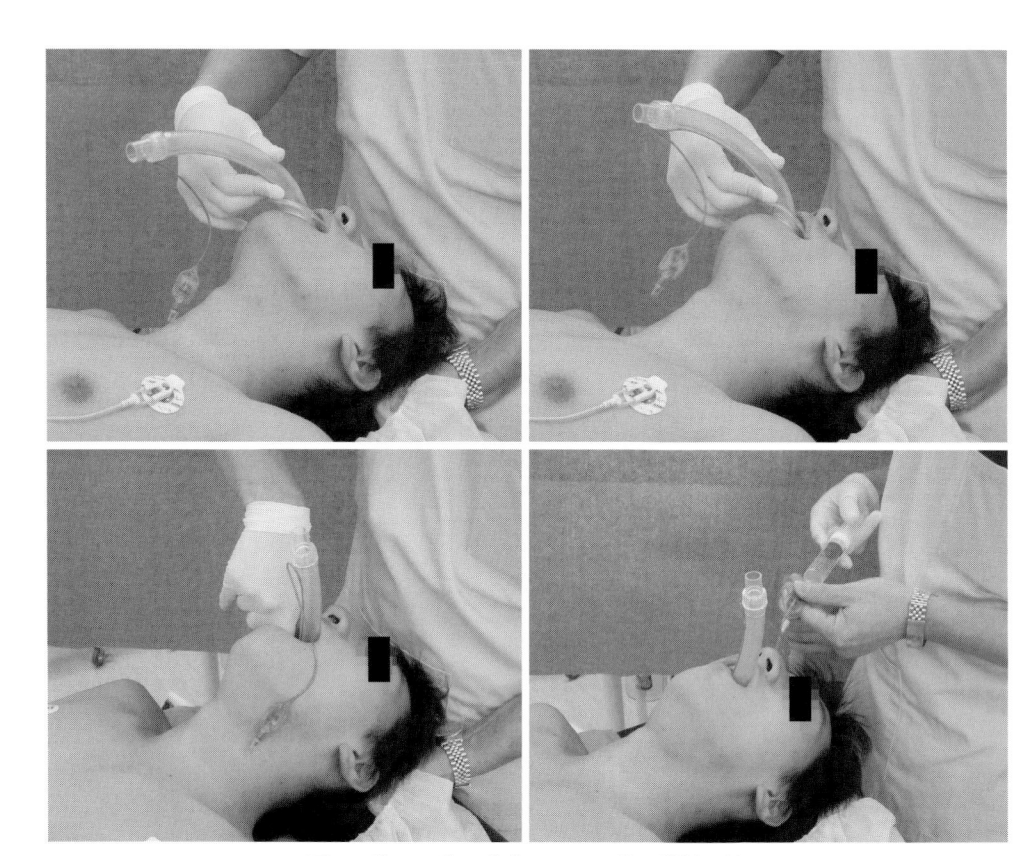

図7　ディスポーザブルLMAの第2指挿入法

表8　標準挿入法以外の挿入法

①	Rotation
②	Lateral approach
③	Partially inflated
④	Fully inflated
⑤	Introducing devices
⑥	Laryngoscope
⑦	Anterior traction on tongue

〔文献6）安本和正．ラリンジアルマスクにおける最新の知見．日本臨床麻酔学会誌1999；19：235-43．より引用〕

7. まとめ

　各種LMAの挿入法について解説したが，すべてのLMAにおいて確実な気道確保を得るには，マスク先端部がめくれあがらないようにして挿入することが肝要である。LMAの挿入に不慣れな人は，マスク先端部のめくれあがりに気づかずに，無理矢理挿入することが多い。その結果，口腔内粘膜の損傷・出血，マスクと喉頭部との低気密性，気道閉塞などによる換気不全状態を引き起こす。現在LMAの挿入については多彩な方法が報告されているが，各種LMAにおける標準挿入法は，マスク先端部のめくれあがりを防止することができ，理にかなった挿入手技と考えられる。

【参考文献】

1) Brimacobe JR, Brain AIJ, Berry AM. The laryngeal mask airway, a review and practical guide. London : WB Saunders, 1997 : pp69-74.
2) Matta BF, Marsh DS, Nevin M. Laryngeal mask airway : A more successful method of insertion. J Clin Anesth 1995 ; 7 : 132-5.
3) Brimacombe JR. Gastroesophageal reflux with the laryngeal mask. Anesth Analg 1996 ; 82 : 215.
4) Kao JY. Spoons to assist the insertion of the laryngeal mask airway. Anesthesiology 1995 ; 83 : 1381.
5) Van Zundert AA, Fonck K, Al-Shaikh B, et al. Comparison of the LMA-Classic™ with the new disposable soft seal laryngeal mask in spontaneously breathing adult patients. Anesthesiology 2003 ; 99 : 1066-71.
6) 安本和正．ラリンジアルマスクにおける最近の知見．日本臨床麻酔学会誌　1999 ; 19 : 235-43.

　　　　　　　　　　　　　　　　　　　　　　　　　　　　　（桑迫勇登，安本和正）

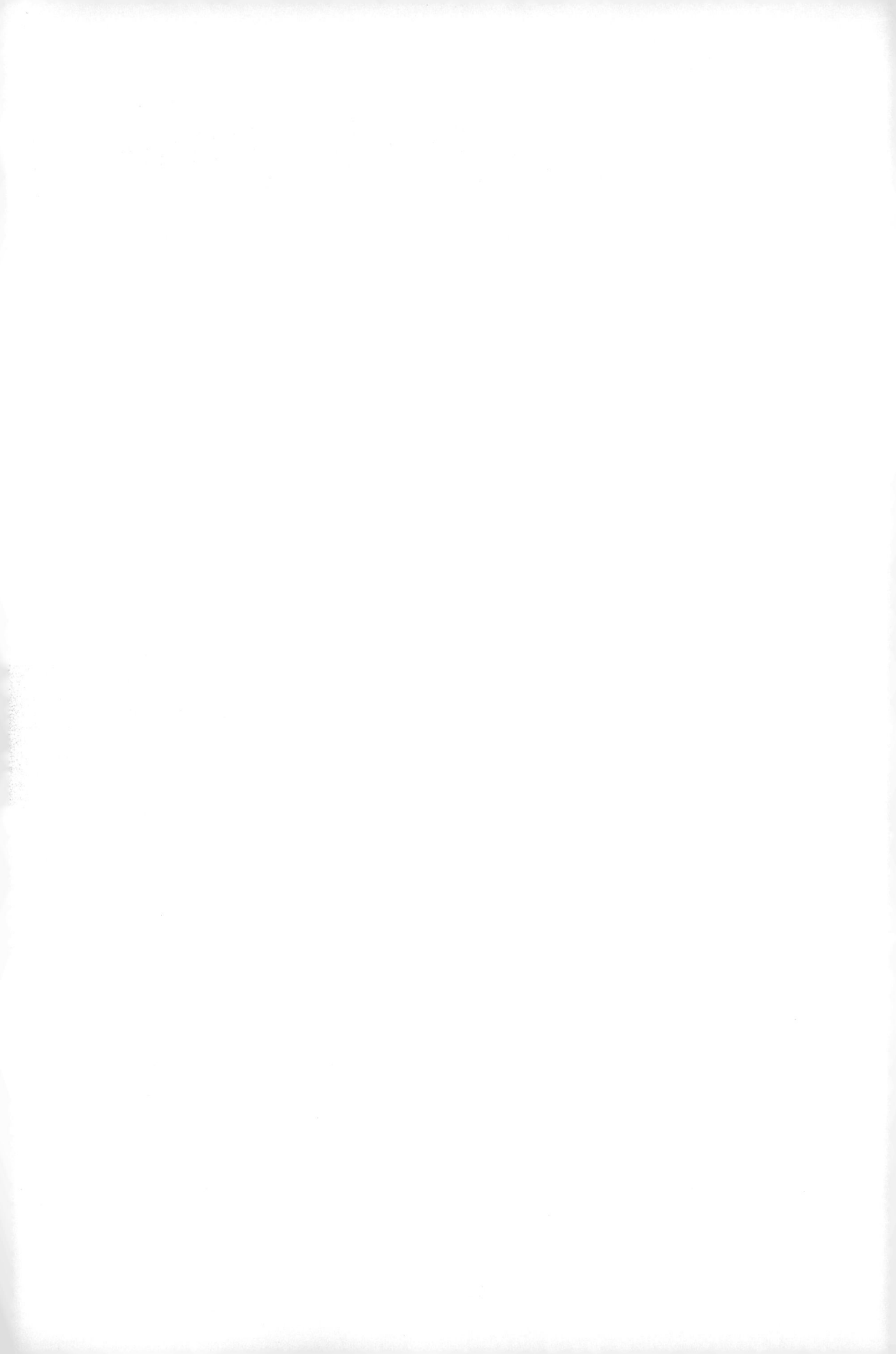

CHAPTER 5 麻酔時の使用

1. はじめに

　Medlineで"ラリンジアルマスク（laryngeal mask air way, 以下LMA）と麻酔"で検索すると，2003年9月現在で1,062件にのぼり，400件近くが2000年以降に出版され，ファーストラック™LMA（LMA Fastrach™）やプロシール™LMA（LMA ProSeal™）の開発とともに，その用途がより一層拡大されていると思われる。本来発明者Brainの開発したLMAは，フェイスマスクより確実で，気管チューブより簡単かつ非侵襲的な気道確保法を目的としている。一般的には，全身麻酔における気道確保は即気管挿管であり，それがゴールデンスタンダードであった。しかしながら，最近の麻酔科学，外科学の方向性は，低侵襲であり，外来手術である。外科に不必要な手術があるように，麻酔科学に不必要な挿管があってもよいのではないか。また，この10数年のエアウェイの発展は，手術の内容，時間，体位，病態などにより選択され，安全性だけでなく，より質の高い麻酔が要求されてきている。すでに優れた書物が出版されている[1)2)]が，本稿では一般的な臨床麻酔における使い方を述べ，特殊症例への応用について言及したい。

2. 腹部手術の麻酔

(1) 特徴

　腹腔，食道を介して気道を共有することにある。したがって誤嚥が問題となり，それを防ぐためには，胃内が常に空虚であることが肝要である。図1aは，LMA挿入後ヘッドアップにして，口腔内に色素を混ぜた希釈造影剤（ウログラフィン®）を注入したときの正面，および側面の胸部単純X線写真である。図1bは，ヘッドダウンにして，食道内に同様の造影剤を注入した際の写真である。いずれもカフの周囲に造影剤が写され，抜管したLMAカフ内面に，色素による汚染はみられなかった。LMAが広く用いられているにもかかわらず，誤嚥がなく，安全な気道確保器具であることを示すものと思われる。

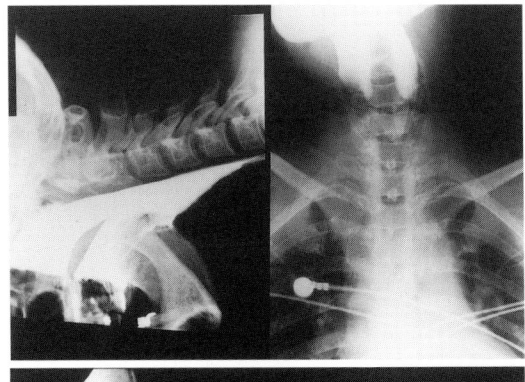

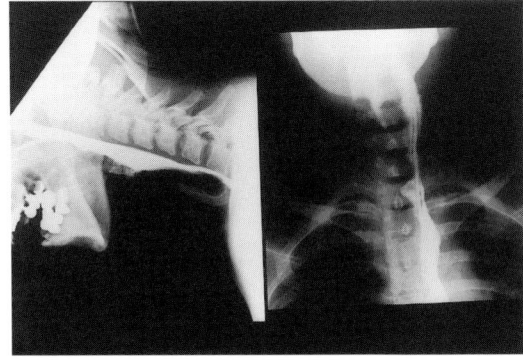

図1
（a）口腔内に造影剤を満たし，ヘッドアップにした時の頸部正面像および側面像。
（b）食道内に造影剤を注入後，ヘッドダウンにした時の頸部正面像および側面像。

(2) 麻酔法

　一般的には，区域麻酔併用の全身麻酔が用いられる。前投薬は必ずしも必要ではないが，抗コリン薬や鎮静薬に加えて，H_2ブロッカーや，病態に応じた薬剤が投与される。プロシール™以外のLMAを用いる場合は，導入前に経鼻胃管を留置しておく。麻酔の導入には，プロポフォール2〜2.5mg/kg，フェンタニル3〜10μg/kgを静注し，意識が消失するとともに，下顎挙上が容易で，開口が容易であれば，挿入が可能である。無理に開口した場合は，LMAを挿入しても息こらえなどにより換気ができないので，注意を要する。型通りにLMAを留置した後，呼吸回路に接続して軽くバッグを数回スクイーズし，換気ができることを確認する。その後，人工呼吸器を用いる。または，自発呼吸の出現を待って自発呼吸で維持してもよい。また，導入は吸入麻酔薬でも良いし，ほかの静脈麻酔薬に少量の筋弛緩薬を併用しても可能である。維持では，麻酔を浅くし過ぎないことに注意する。声帯が閉じて換気ができなくなるからである。経鼻胃管は，開放にして時に吸引し，胃内容を排除させること。覚醒抜管は，患者がLMAをいやがったらすみやかに抜管し，口腔内を吸引する。

(3) 腹腔鏡下の手術

　この10数年の間に，外科手術は低侵襲志向となり，今後はさらに外来手術に傾倒すると思われる．実際，保険診療上の加算もされている（表1）．腹腔鏡下の手術も，熟練すれば短時間に施行され，麻酔もより質の高さを要求される．腹腔鏡下胆嚢摘出術の場合は，時々胃管を吸引し，胆汁性胃液をドレナージさせることにより，誤嚥の危険を避けられる．プロシール™

表1　短期滞在手術基本料にかかわる手術

1. 短期滞在手術基本料1が算定できる手術	K005	皮膚，皮下腫瘍摘出術（露出部）
	K006	皮膚，皮下腫瘍摘出術（露出部以外）
	K008	腋臭症手術
	K068	半月板切除術
	K093	手根管開放術
	K283	眼内レンズ挿入術
	K474	乳腺腫瘍摘出術
	K508	気管支狭窄拡張術
	K510	気管支腫瘍摘出術
	K633	ヘルニア手術
	K653	内視鏡的胃，十二指腸ポリープ切除術
	K721	内視鏡的結腸ポリープ切除術
	K841-2	経尿道的レーザー前立腺摘除術
2. 短期滞在手術基本料2が算定できる手術	K067	関節鼠摘出術
	K069	半月板縫合術
	K074	靭帯断裂縫合術
	K196-2	胸腔鏡下交感神経節切除術
	K453	顎下腺腫瘍摘出術
	K454	顎下腺摘出術
	K461	甲状腺部分切除術
	K617	下肢静脈瘤手術
	K672-2	腹腔鏡下胆嚢摘出術
	K718-2	腹腔鏡下虫垂摘出術
	K743	痔核手術
	K781	経尿道的尿路結石除去術
	K823	尿失禁手術
	K867	子宮頸部切除術
	K873	子宮鏡下子宮筋腫摘出術
	K888	子宮付属器腫瘍摘出術

は気腹時の気道内圧上昇にも対応可能であり，気管挿管の必要もないことが多い．したがって，腹腔鏡下の手術においても，LMAは気道に対して低侵襲の気道確保法として用いられる．

(4) 腹部小手術

小児の虫垂炎や，鼠径ヘルニア手術には，区域麻酔併用の全身麻酔が好まれる．硬膜外麻酔，脊髄くも膜下麻酔，あるいはその併用麻酔により，完全無痛が得られ，また筋弛緩薬の必要もない．一方，気道確保としてLMAを用いれば，比較的浅い麻酔でも筋弛緩薬は不要となり，投与薬剤の軽減のみならず麻酔からの覚醒も早くなる．

3. 胸部手術の麻酔

一般的には，長時間手術が多いので適応が限定される．気管支鏡，多汗症治療の交感神経遮断術などが，LMAによる気道確保の適応になる．

(1) 気管支鏡の麻酔

従来のフレキシブルファイバスコープによる気管支鏡検査は局所麻酔下に行われるが，苦痛を伴う検査の一つである．また，低肺機能患者では，呼吸管理の必要性もある．著者らは，軽い鎮静下，喉頭部にリドカインのスプレーを用いた後にLMAを挿入している．この方法は，気管支鏡の繰り返しの出し入れが容易かつ迅速であり，局所麻酔薬の使用量も抑えられ，併せて呼吸管理が容易である．図2に気管支鏡の手順を示す．本法は①苦しくない，②日帰りが可能，③気管支鏡の出し入れが自由，④呼吸や循環への影響が少ない，⑤酸素投与を含め，呼吸管理が容易，などの長所をもつ．一方，欠点としては，フルストマックや開口障害などへの使用が不可能な点が挙げられる．

(2) 胸部交感神経遮断術の麻酔

現在，手掌多汗症やRaynaud症候群に対しては，日帰り手術による胸部交感神経遮断術が行われている．これらに対しては，プロポフォールやフェンタニルなどの麻酔薬の投与下に，LMAで気道を確保する．二酸化炭素で気胸を作成後，レゼクトスコープを腋窩の肋間から挿入し，椎骨側方の肋骨上で交感神経を焼灼するもので，両側の胸部交感神経を遮断しても30分前後の手術である．健康保険料の日帰り手術加算の対象にもなっている．

(3) 気管上部の観察

声門下，気管上部に病変のある症例には，気管挿管を行うと，視認が不能となる．LMAはチューブが太いため，気管支鏡操作が楽にでき，その上声帯，声帯下，上部気管の観察に最適である．

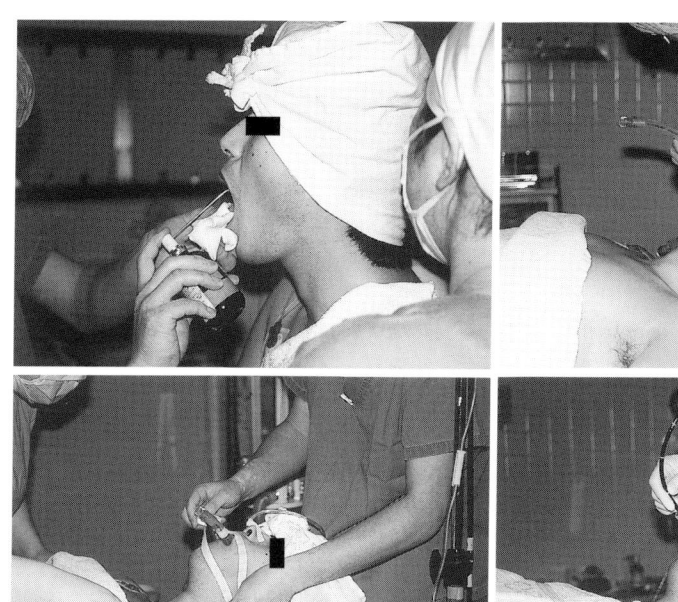

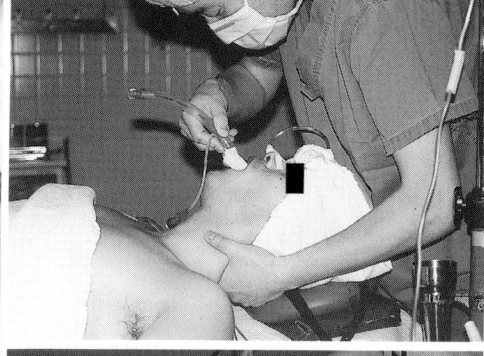

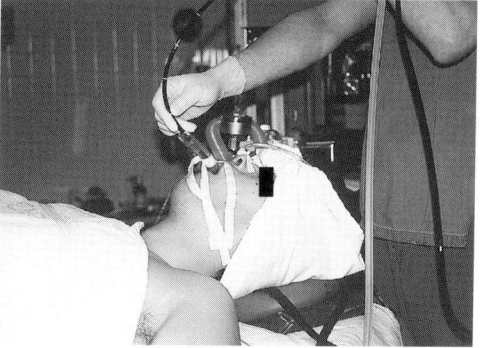

図2　LMAを用いた気管支鏡の手順
(a) 口腔内の局所麻酔
(b) LMAの挿入
(c) LMAの固定
(d) 気管支鏡の挿入

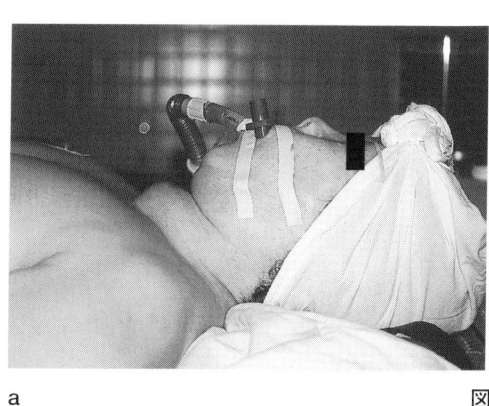

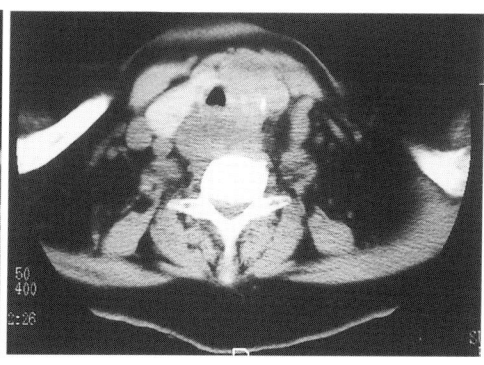

a	b
c	d

図3
LMAを挿入した頸部食道癌による気管狭窄（a）と，その頸部CT（b）

(4) 気管狭窄症例の麻酔

　Fujimotoら[3]は，先天性気管狭窄の患者の大動脈弁置換を行っているが，LMAを用いて麻酔管理を行い，さしたる合併症なしと経過で報告している。図3は頸部食道癌による気管狭窄例であるが，このような症例に対する麻酔には，LMAを用いると，狭窄部に接触することなく気道確保ができ，気道の狭小化を避けられる。

4. 眼科および頭頸部手術の麻酔

(1) 眼科の麻酔

　眼圧管理が問題になる。一般に高血圧，高二酸化炭素血症，喉頭鏡挿入，気管挿管，静脈うっ血，嘔吐，咳嗽，ストレスなどが眼圧上昇因子である。明らかに気管挿管よりLMAの方が気道確保として有利である。

(2) 扁桃腺摘出術（口腔内の手術）

　この麻酔の特徴は，術者と気道を共有することにある。本邦では一般的ではないが，英国ではフレキシブル™LMA（LMA Flexible™）が用いられている。その理由として，カフが喉頭を被うことにより，血液などの流れ込みを防ぎ，また，術者がチューブ部分を自由に動かしながら，手術を進めることもできることが挙げられる。著者らは，扁桃腺用の開口器で，正中に舌とともにLMAのチューブを固定するが，本手術に対するLMAの適応は，術者の理解が必要であろう。

(3) 耳，鼻の手術の麻酔

　エアウェイと術野が近いので，気道のコントロールには慎重でなければならないが，麻酔からの覚醒時には比較的に安静であることが望まれ，その上，短時間手術が多いことから，LMAが選択される。

(4) 頸部の手術の麻酔

　ほかの頭頸部の手術と変わりはないが，LMAのカフにより，頸部組織の偏位があることを術者は熟知していなければならない。LMAのカフを腫瘍と間違えたり，損傷した報告もある。

5. 脳神経外科の麻酔

　てんかんや腫瘍の手術の際は，術中覚醒させ，脳皮質のマッピング（electrocorticography）が必要となる。意識があり，動かない状態を維持するのは困難であるが，鎮痛薬プロポフォール，局所麻酔，LMAの組み合わせで意識下鎮静の状態にし，安全に意識下開頭術を行うことが可能である。

6. 小児外科の麻酔

　小児の日帰り手術は①小児の精神的愛護，②交叉感染の防止，③病床の有効利用，④医療費の軽減，⑤生活サイクルを変えない，などの理由で積極的に行われている。実際には，鼠径ヘルニア，停留睾丸，浸出性中耳炎，その他手術部位が体表部で，1時間以内に終了する手術が対象となる。これは術後も含めて麻酔科医が関与するため，気道確保もできるだけ非侵襲的にする。従来は，もっぱらマスクが選択されていたが，現時点ではLMAが選択されるであろう。

　鼠径ヘルニアが圧倒的に多いが，LMAに仙骨麻酔を併用すれば，より質の高い日帰り麻酔が可能となる。

7. 手術室以外での麻酔

(1) 特徴

　一般に手術室と異なり，安易に考える傾向にあるが，麻酔機器も不足がちであることを念頭に準備をすすめる。電源，酸素，吸引，亜酸化窒素（あれば望ましい）が使えなければならない。酸素は中央配管の方がよい。スペースには限りがあり，患者のそばを離れなければならないこともある。

(2) 対象

　CT，MRI，術中照射，血管造影，各種神経放射線の診断，治療（塞栓術，コイル挿入術）の意識下鎮静あるいは麻酔が必要であり，高血圧や，高二酸化炭素血症は避けなければならない。このような場合の気道確保にはLMAが用いられる。

(3) 電気痙攣療法の麻酔

　薬物に，治療に抵抗性のある重症うつ病に対して，電気痙攣療法（electroconvulsive therapy，以下ECT）が用いられる。75～85％に効果がみられるといい，2～4週間に6～12回施行される。

　麻酔の目的は，①一時的に記憶をなくす，②痙攣による骨折などの合併症の防止，③交感神経系活動の強い亢進による血行動態の変動のコントロール，④痙攣の誘導をしやすくする，などである。痙攣のモニターとしては"isolated arm法"が用いられる。まず十分に酸素化を行う。一側の上腕を駆血し，薬剤が灌流しないようにする。プロポフォール0.5～1mg/kg，サクシニルコリン0.5～1mg/kgを投与し，筋弛緩を得たならば，LMAを挿入する。電気痙攣を誘発させ，isolated armでの痙攣をモニターする。自発呼吸と意識の回復を待ち，LMAを抜管する。この手技には10～15分を要し，LMAを用いると，マスクより安全に行うことができる。

8. 安全な腹臥位手術へのLMAの応用

　腹臥位手術は，麻酔における保険点数が加算されることをみても，明らかに問題が多い。特に肥満患者においては，良い体位を得るのに難渋する。われわれは，意識下鎮静状態でLMAを挿入し，患者の協力のもとに体位をとっている。図4は，その際の写真である。まず，ドロペリドール0.1～0.2mg/kg，フェンタニル3～10μg/kgを静注し，キシロカインスプレーで咽頭を表面麻酔する。意識下にLMAを挿入した後，固定し，換気を確かめる。患者の協力が得られるのでLMAの挿入は簡単である。患者の協力のもと，腹臥位をとらせる。固定器馬蹄にあわせ，眼球が当たらないように随時調節する。本法を行うと，極めて簡単に，その上安全に，最良の体位がとれ，特に肥満症例に推奨するものである。

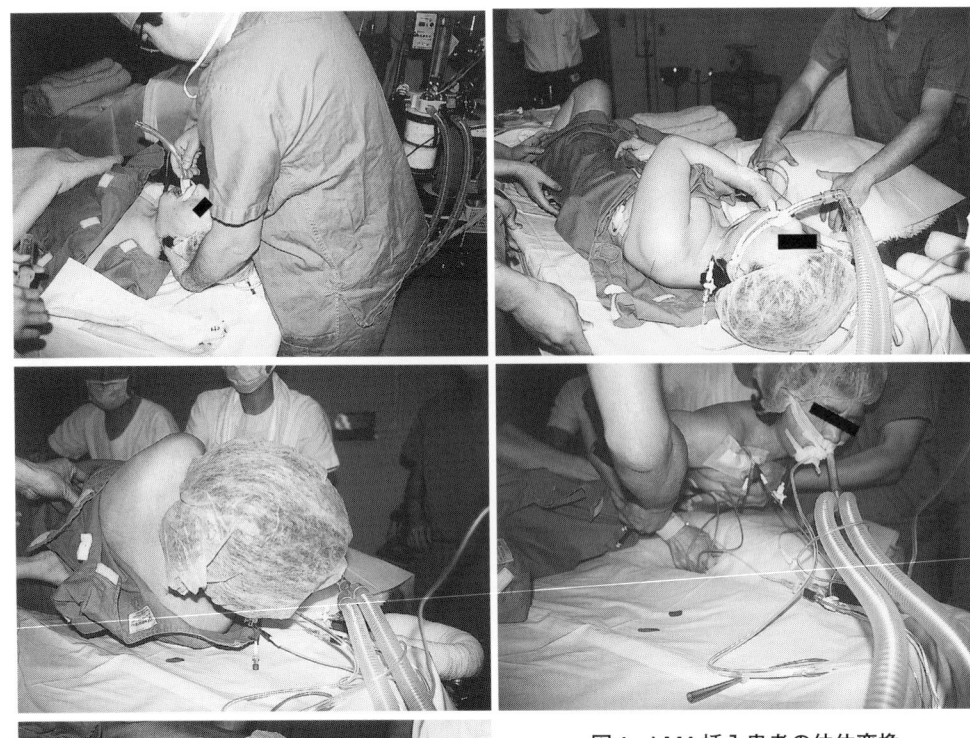

図4　LMA挿入患者の体位変換
(a) LMAを挿入する。
(b)～(d) 患者自身による，仰臥位から腹臥位への体位の変換を行う。
(e) 馬蹄への顔面フィッティングを行う。

9. 気管切開とLMA

　LMAの発展と同様に，気管切開術もこの十数年間で発展してきた。Seldinger法による，経皮的気管切開術である。われわれは，特殊鉗子で拡張するGriggs法を多用している。またその安全性，確実性，迅速かつ合併症の少なさ，気管切開口閉鎖後の整容上の有利さから，早期の気管切開の施行と容易な呼吸管理ができると考えている。したがって，従来1～2週間経口挿管で呼吸管理を行った後に，気管切開に移行していたが，1週間は呼吸管理が必要と認めた場合，LMAを挿入し，気道を確保しながら経皮的気管切開を施行している。穿刺部を気管チューブが妨げないだけでなく，気管支鏡で刺入部を容易に確認もできる。

10. 老齢者の麻酔

　加齢による動脈硬化は，拡張期血圧の低下，収縮期血圧の上昇をもたらし，心室壁が肥厚し，駆出時間が延長する。また，心筋の弛緩低下，心室壁の肥厚は拡張期不全をもたらす。交感神経緊張，副交感神経の緊張低下，ベータ刺激に対する反応性の低下は，圧受容反射の低下となり，ボリューム，体位，麻酔深度，交感神経遮断などにより，容易に低血圧をもたらす。一方，動脈硬化は冠動脈硬化をもたらし，高血圧は心仕事量を増加させ，また心筋虚血になりやすい。老齢者の麻酔にあたっては，血圧の変動を最小限に留めることが理想であろう。図5に示されたA点はコントロールで，B点はチオペンタール4mg/kg，サクサメソニウム1mg/kg静注後にLMAを挿入した。C点は筋弛緩が回復した時点でLMAを抜管したポイントである。再び同様の麻酔薬を投与し，気管挿管をしたポイントがD点である。縦軸は心拍数，血圧，圧心拍数積の％変化である。LMA挿入は気管挿管に比べ，明らかに循環系に影響を与えないことが分かる。また，抜管時は，さらに麻酔からの覚醒が加えられることから，著しい差がみられる。

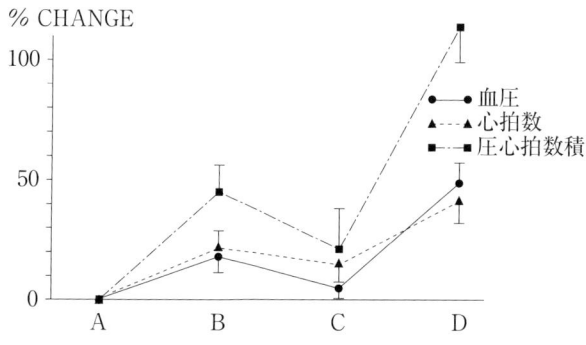

図5　LMA挿入と気管挿管の循環動態への影響

11. 不安定頸椎の麻酔

頸椎外傷は通常in-line stabilizationの状態で搬入される。3方向の胸部単純X線写真によっても，約8％ぐらいは誤診するといわれており，診断されないまま扱われた場合には，神経損傷の危険は7.5倍になるという。したがって，頸部の痛みがなく，圧痛がなく，手足のしびれや筋力低下がない場合以外は，頸椎損傷を疑わなければならない。この場合の気道確保は難しい。**図6**は，ハローベストを装着されたC4の椎体破裂骨折例である。最も簡単な気道確保として標準型LMA（LMA Classic™）が挿入されている。場合によっては，ファーストラック™LMAを挿入した後に，気管挿管を行うことも可能である。

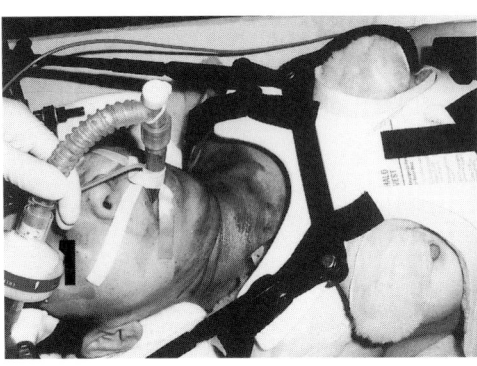

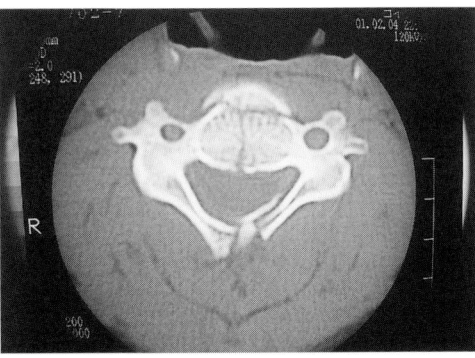

図6 ハローベスト装着下LMAを挿入した，頸椎損傷例（a）とその頸部CT写真（b）

12. おわりに

気道確保の基本はマスク換気であり，最も困難な状態は"挿管できず，換気不良（cannot intubate, cannot ventilate）"の状態である。マスク換気ができさえすれば，余裕をもって次の一手をうつことができる。それができないのは何故なのか？　以下のことを頭に置かねばならない。

それらは過度の肥満，ひげ，喉頭痙攣，口鼻の解剖異常，口鼻に合わせにくい，歯がない，道具不備，喘息，気胸，胸腔内滲出液貯留，気管支痙攣である。それと同時に，**図7**のアルゴリズムを実践しなければならない。いずれにしろ遅滞なく，熟練度に応じて，手近な気道確保から外科的な気道確保までを念頭に置き，実践しなければならない。

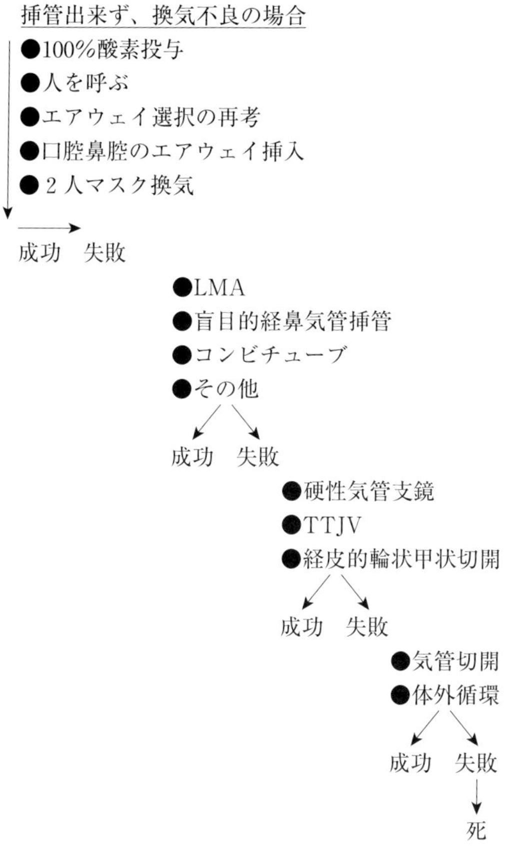

挿管出来ず、換気不良の場合
- ●100%酸素投与
- ●人を呼ぶ
- ●エアウェイ選択の再考
- ●口腔鼻腔のエアウェイ挿入
- ●2人マスク換気

成功　失敗

- ●LMA
- ●盲目的経鼻気管挿管
- ●コンビチューブ
- ●その他

成功　失敗

- ●硬性気管支鏡
- ●TTJV
- ●経皮的輪状甲状切開

成功　失敗

- ●気管切開
- ●体外循環

成功　失敗

死

図7

【参考文献】

1) Brimacobe JR, Brain AIJ, Berry AM. 天羽敬祐, 監訳. ラリンジアルマスクのすべて：文献的考察による実践的ガイドブック. 東京：診断と治療社, 1998.
2) Finucane BT, Santra AH. Principles of airway management, 3rd ed. New york : Springer-Verlag, 2003. 青柳光生, 中尾あゆ子, 伊東和人, 訳. 気管支鏡の麻酔：ラリンジアルマスクと少量ミダゾラム麻酔の応用. 麻酔 1994 ; 43 : 1226-8.
3) Fujimoto K, Yamaguchi A, Kawahito K, et.al. Use of a laryngeal mask airway during aortic valve replacement. Jpn J Thorac Cardiovasc Surg 2003 ; 51 : 308-10.
4) Manninen PH. Epileptic patients and epilepsy surgery Newfild P, Cottrell JE, editors. Handbook of neuroanesthesia, 3rd ed. Philadelphia: Lippincott Williams & Wilkins, 1999 : 214-25.
5) 村田　洋. 小児の日帰り手術の現状と将来展望. 日本醫事新報 1999 ; 3916 : 37-42.

（青柳光生）

CHAPTER 6 救急医療での使用

1. はじめに

　手術室での全身麻酔の気道確保デバイスとして開発されたラリンジアルマスク（laryngeal mask airway，以下LMA）であるが，気管挿管に比べ，挿入操作の簡便性，低侵襲性などから，手術室以外でも有効な利用法が数多く報告されてきた。LMAの救急医療領域における使用については，プレホスピタルケア，救急初療室，ICUなど，さまざまな場面でその有用性が認められている。そして，気管挿管を2次救命処置の気道確保法の"gold standard"と位置づけるのは，もはや過去のことといえる。気管挿管を試みたものの，食道挿管となり，気づかれることなく放置されること（unrecognized esophageal intubation）は致死的である。残念ながら救命処置中にこのような事態が少なからず発生していることが判明した。そこで，病院内外を問わない救命処置として，気管挿管に代わってLMAとコンビチューブが，がぜん注目されるに至った。さらに米国フロリダからのパラメディックによる気管挿管に関する調査で，何と25％（108例中27例）が正しく気管挿管されておらず，そのうち67％（27例中18例）は，気づかれない食道挿管であったという衝撃的な報告[1]がなされた。このような背景のもと，気管挿管の代替法として，LMAなどの有用性が再認識されている。

2. プレホスピタルケアにおける気道確保デバイス[2]

(1) LMA以外の各種デバイス

　LMAは，わが国では，救急救命士が用いるデバイスとして，広く認知されているが，海外では，米国を中心に，パラメディックが気管挿管の代替法として，各種デバイスを使用してきた経緯がある。そして，これらのデバイスの多くは日本でも用いられている。

(2) LMA

a. 本邦の場合

わが国では，1992年から救急救命士が救急現場で活躍するようになり，心肺停止症例に限り，特定行為として医師の具体的指示下に，LMAなどの気道確保デバイスを使用することができるようになった。この制度の発足当初は，日本をはじめ各国で，LMAが全身麻酔で積極的に利用され始めたころであり，特定行為の気道確保法としての気管挿管ではなく，LMAなどのデバイスが議論の末に選択されたのも，当時のこのような背景があったためであろう。

この頃は，欧米のプレホスピタルケアでは気管挿管が主で，補助的には食道閉鎖式エアウェイ（esophageal gastric tube airway，以下EGTA）などが一般的であったのに対し，プレホスピタルにおける気道確保法として，LMAを制度上採用した例は当時諸外国ではみあたらなかった。

救急救命士の特定行為には，LMAのほかにEGTAもよく利用され，しばらくしてコンビチューブもよく用いられるようになった。そして利用頻度の点で，LMAとコンビチューブが気道確保デバイスの双璧といった感があった。

約12,000件の院外非外傷性心停止の後ろ向き調査[3]によれば，LMA，コンビチューブ，EGTAのうち，コンビチューブが留置と換気の良否について優れていたが，合併症として，食道穿孔や皮下気腫を認めた。しかしLMAが最も多用されており，これは救急救命士が病院実習でLMAの指導を受けることが多いため，一番慣れたデバイスを救急救命士が使ったためとされる。

コンビチューブのみならず，類似したデバイスが何種類か登場したとはいえ，LMAは現在でも国内外を問わず，プレホスピタルケアにおいてよく利用されるデバイスであることに変わりない[4]（表1）。

b. 諸外国の場合

わが国で救急救命士が活躍し始めた1992年に，英国で交通外傷で車両からの救出困難となり，その際にLMAを使用した症例についての報告が最初のものである。重篤なショック状態で頸椎カラーを装着し，傷病者の正面からLMAを挿入した。この経験により，気管挿管やバッグバルブマスク換気が不可能な状況では，LMAは新たな気道確保手段となると結論している[5]。英国は，他の欧州諸国のドクターカーシステムと異なり，パラメディックがプレホスピタルケアを担うため，LMAの利用頻度が高いようである。とはいえ，救急車搭載資機材として，LMAは，全体の26％程度である[6]。ほかにはカナダ，豪州などでもLMAが救急現場において使われている。

表1 LMAと各種気道確保法の比較

Characteristic	ET intubation	LMA/intubation LMA	BVM	Combitube®	Lighted stylet	Fiberscope	Surgical airway
Avoidance of laryngoscopy	0	＋＋＋＋	＋＋＋＋	＋＋＋＋	＋＋＋	＋＋	＋＋＋＋
Avoids esophageal intubation	＋＋	＋＋＋＋	＋＋＋＋	＋	＋＋	＋＋	＋＋＋
Ease of placement	＋＋	＋＋＋	＋＋＋	＋＋＋	＋＋	＋	＋
Allows ventilation without intubation	0	＋＋＋＋	＋＋＋＋	＋＋＋	N/A	0	N/A
Ptient tolerance	＋	＋＋＋	＋＋＋	＋	＋	＋＋	＋
Cardiovascular/sympathetic response	＋＋	＋＋＋	＋＋＋＋	＋＋	＋＋	＋＋＋	＋＋＋
Aspiration risk	＋＋	＋＋＋	＋＋＋＋	＋＋	＋＋	＋＋	＋＋＋
PPV requirement	＋＋＋＋	＋＋	＋＋＋	＋＋＋	N/A	N/A	＋＋＋＋
Security of airway	＋＋＋＋	＋＋＋	＋	＋＋	N/A	N/A	＋＋＋
Use with distorted facial anatomy	＋＋	＋＋＋＋	＋	＋＋	＋	＋	＋＋＋
Pediatric use	＋＋＋＋	＋＋＋＋	＋＋＋	0	0	＋＋	＋
Anesthetic depth	＋＋＋	＋＋＋	＋	＋＋＋＋	＋＋＋	＋＋	N/A
Learning curve	＋	＋＋＋	＋＋＋	＋＋＋＋	＋＋	＋	＋

〔文献4〕Pollack CV. The laryngeal mask airway: A comprehensive review for the emergency physician. J Emerg Med 2001;20:53-66. より引用〕

3. 院内でのLMAの応用

(1) 心肺蘇生

　院内リスクマネージメント，あるいは標準化教育の観点から，患者急変時の対応として，高次心血管救命処置（advanced cardiovascular life support, ACLS）への関心が非常に高まっている。普段心肺蘇生を行う機会が少ない診療科，部門の医師は，2次救命処置の気管挿管が苦手であることは珍しくない。一方では，心肺蘇生の根幹をなす早期除細動についても，院内で十分な教育・整備がなされたうえで，看護師が行うこともごく普通のこととなってきた。したがって，医師のみならず看護師も対象とした気道確保スキルの習得は大きな意味をもつ。

　LMAの最大の利点は，特別な訓練を要さずに簡便に留置できる点であり，1回目の成功率は70数％に及ぶ。気道管理に不慣れな医療従事者では，LMAと気管挿管に要する時間は，前者ではわずか40秒程度で留置できるのに対し，後者は前者の5倍強の時間を要する。また，成功率もLMAでは100％であったが，気管挿管ではほぼ50％であった[7]。もちろん，LMAの使用に慣れれば，留置には20秒もあれば十分である。

　以上より，院内心肺蘇生では，どの医療従事者もバッグバルブマスク換気を基本スキルとして習得することは必須として，さらにLMAもオプションとして位置づけることが望ましい。

(2) 重症外傷による頸椎損傷症例

　重症外傷患者は，ネックカラーとバックボードに全脊柱固定された状態で，救急初療室に搬送されてくる。頸椎損傷が否定されない限り，初療時の気管挿管は，介助者が用手的頸椎固定をした状態で行い，頭部後屈をしてはならない。したがって，挿管はかなり難しくなる。LMAは，この場合によい適応であるが，LMA挿入に適した本来の頭位ではないため，必ずしも正しい位置に留置できるとは限らない。ファーストラック™（LMA Fastrach™）の登場前は標準型LMA（LMA Classic™）タイプを駆使してきたが，現在はファーストラック™を用い，最終的に気管挿管を行うのが最も優れた方法である。ファーストラック™専用の気管チューブは，ファーストラック™内を通過し，気管声門部に進む際の角度が一般の気管チューブに比べ，より緩やかであり，気管内へ到達しやすいようになっている。

　しかし，著者らは，最初に通常の気管チューブを気管支ファイバで直視下に気管内へ誘導し，気管支ファイバを抜去しチューブエクスチェンジャー™に入れ替えた後，ファーストラック™を抜去する方法を行っている（図1）。ファーストラック™専用チューブは，盲目的に気管チューブを進めても気管内に入りやすいが，やはり直視下で確実に行うことを重視しているためである。

　当然ながら，外傷に限らず慢性関節リウマチによる環軸椎亜脱臼など，頸椎不安定を認める症例にも応用できる。

(3) 気管支ファイバによる吸痰および検査（図2）

　ICU管理中に人工呼吸管理から離脱でき，抜管しても喀痰出力が弱い場合，呼吸理学療法や時にはミニトラック™の留置などの対策を講じることがしばしばある。しかし，十分な痰吸引ができず無気肺になることがある。再挿管をできる限り回避し，しかも無気肺も解消する必要がある場合，あるいは呼吸状態は決して良好でなく気管支ファイバ検査が必要で，しかも侵襲的な気管挿管を回避したい場合などにLMAは非常に有用である。このような患者に通常の検査室で行われるような，経鼻的気管支ファイバの挿入をすること自体，呼吸への負担がかなり大きく，極端な低酸素症に至る危険性が高い。プロポフォールなどによる適度な鎮静下にLMAを留置して，確実な換気と酸素化を図りつつ，気管支ファイバを行えば安全かつ確実に吸痰，検査が行える[8]。

(4) 乳幼児，新生児に対する応用

　小児の心肺停止の多くは，気道・呼吸器系の障害が原因であることより，小児緊急症例では適切な気道確保と呼吸管理がいつでも確実にできなければならない。異物や急性喉頭気管気管支炎などに起因するクループ症候群，重度喘息などLMAでは対応しにくい病態もあるが，LMAが乳幼児，新生児によい適応となる例は多い（図3）。

　新生児の気管挿管は，かなりの熟練を要するが，新生児マネキンを用いてLMAのトレーニングを行うと，新生児の気道管理に精通していない医療従事者でもスキルの向上が期待でき

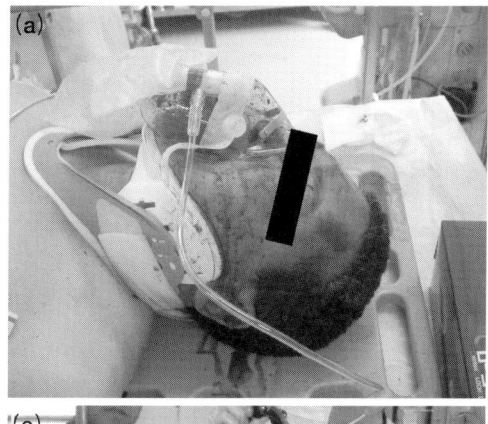

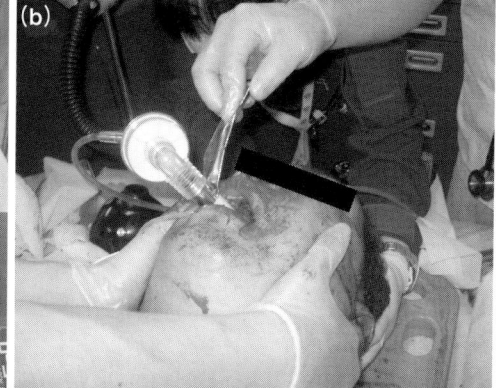

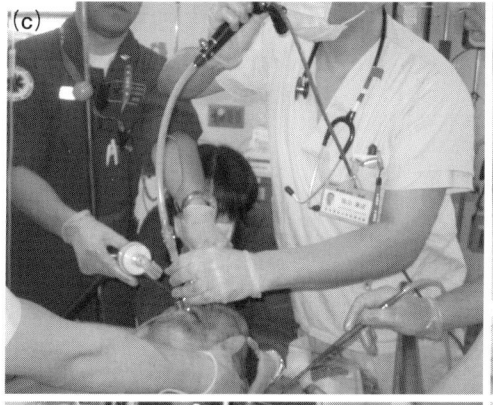

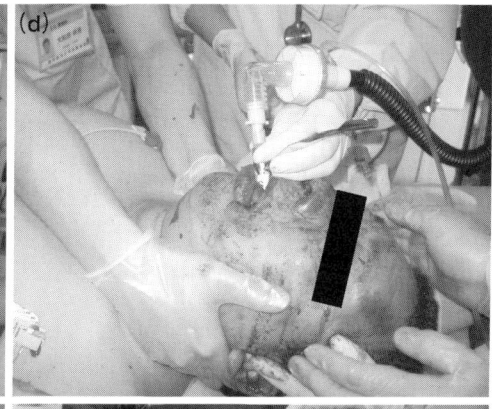

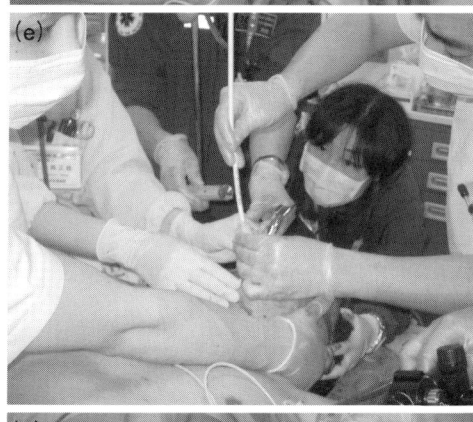

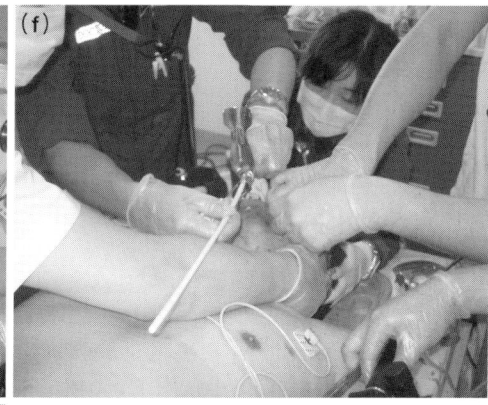

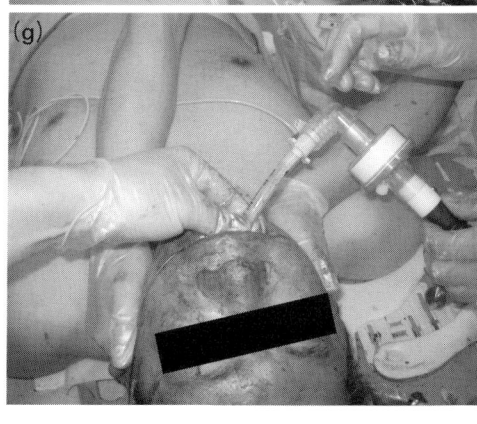

図1　顔面外傷症例
(a) バックボード上でネックカラーが装着されている。
(b) ファーストラック™を挿入する。
(c) 気管支ファイバを用い気管チューブを誘導する。
(d) 気管チューブがファーストラック™内腔から気管へ入り，換気ができている。
(e) チューブエクスチェンジャー™を気管チューブ内に通す。
(f) ファーストラック™を抜去する。
(g) 最終的に気管挿管された状態となる。

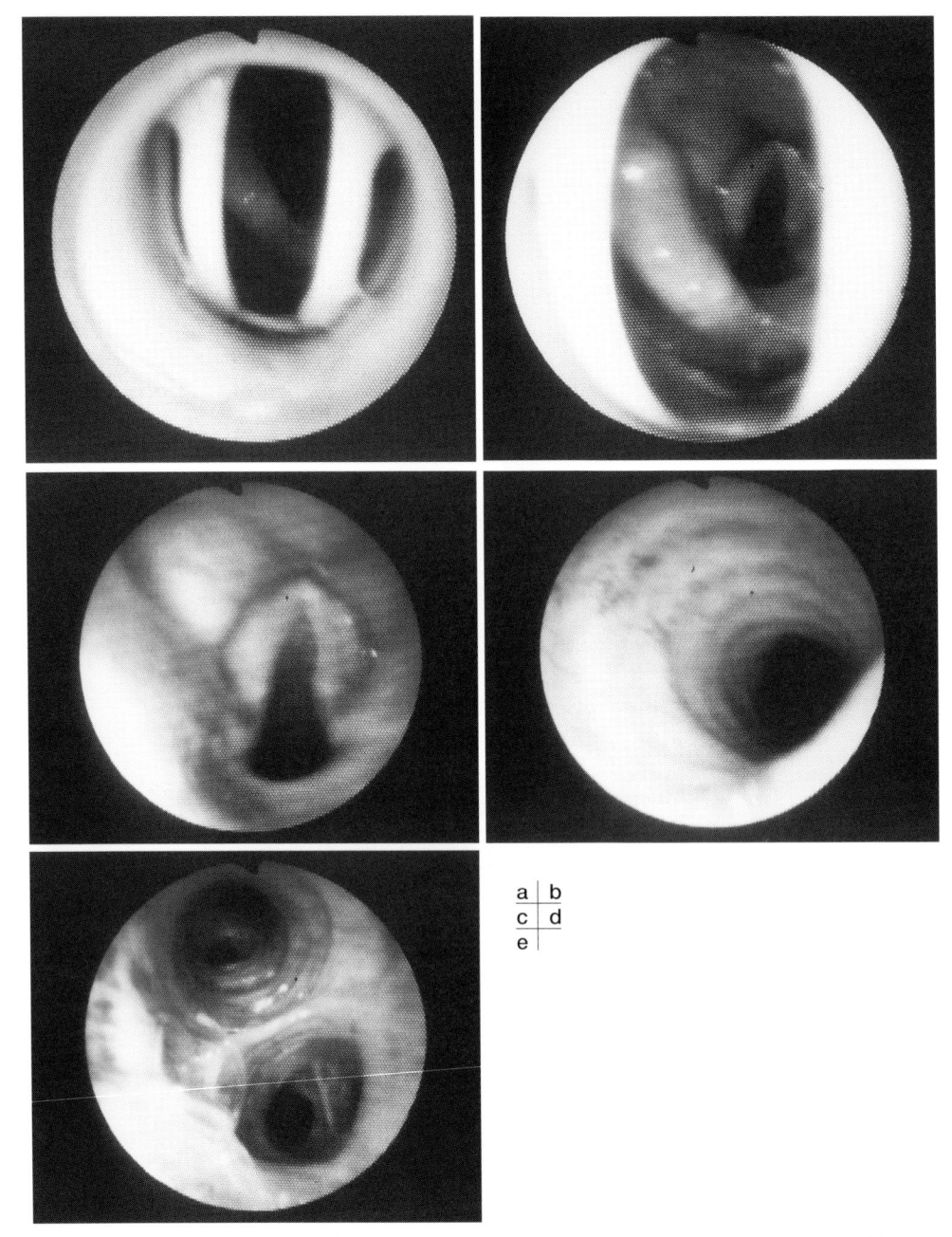

図2 LMAのチューブ内から気管支ファイバを進めると，容易に声門部から気管内に到達する。
(a) LMAのチューブ内に気管支ファイバを進めると小角結節（この場合は左側）が見え，さらに遠位に声門部が見えている。
(b) ファイバをさらに進めると小角結節と楔状結節（この場合は左側）および披裂間切痕，声帯ヒダと声門裂が見えてくる。
(c) LMAのマスク部を通り抜けると声帯ヒダと声門裂がより鮮明に見えてくる。
(d) 気管内にファイバが到達すると気管軟骨輪が存在するため輪状の模様が見られる。
(e) 気管分岐部直上にファイバが到達し左右主気管支が見えている。

る。特に新生児仮死の蘇生にLMAは極めて有用である。

　胎便吸引を認めない胎児仮死状態で，1kg程度の低体重出生児でもLMAは有用である。この時の陽圧換気時に得られる気道内圧は，無呼吸新生児の肺拡張に必要とされる25cmH$_2$Oにも達する。

　短時間の使用に留まらず，Pierre Robin症候群など小顎症の新生児では，挿管困難のため，LMAで約2〜4日間呼吸管理を行った報告がある[9)][10)]。ただし長時間の留置のため，6〜12時間ごとにカフ圧を解除することにより粘膜損傷を回避している。

　左右別分離肺換気は，成人では二腔気管支チューブ（ブロンコキャス™）や気管支ブロッカー付きチューブ（ユニベント™等）で行い，肺切除術などに広く利用されている。しかし小児には適切なチューブがないため，容易ではない。例えば，難治性無気肺により，健側肺が過膨張となり呼吸状態が悪化した場合，無気肺の改善を目的にLMAに長さ25cm以上ある小児用特殊気管チューブを組み合わせると，分離肺換気ができる。LMA換気下に気管チューブ

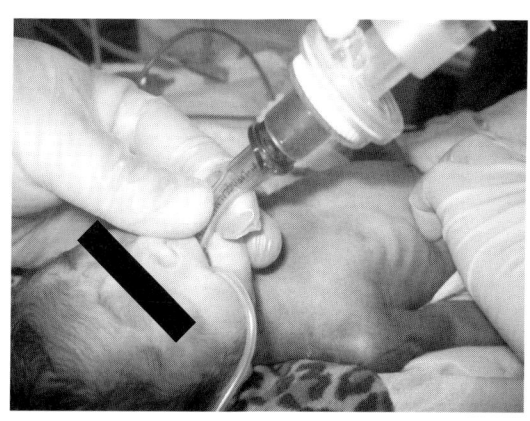

図3　新生児（体重1,200g）の蘇生でLMA♯1を使用して換気しているところ

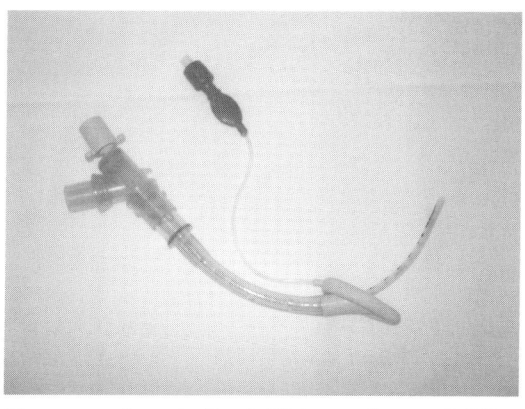

図4　LMA♯1.5に長い気管チューブID3.0を通し，回転コネクターに接続したところ

をLMA内に挿入し，チューブ先端を無気肺となった気管支に選択的に留置する．この際，気管支ファイバまたはX線透視下に誘導する．LMAに回転コネクタを接続し，気管チューブとLMAから別々に換気できるようにすると，気管チューブから加圧吸引・洗浄を行うことができる[11]（図4）．

このように，小児科領域においてもLMAは非常に有用なデバイスである．

4. 特殊LMAの応用

(1) ファーストラック™

LMAは，標準的な標準型LMA（LMA Classic™）のほかに，種々のタイプが考案されており，地域のメディカルコントロール体制下にファーストラック™などを採用している消防本部もある[12]．

また最近では，全国数ヵ所でドクターヘリシステムが導入され，ドクターカーと同様に救急現場へ医師が出動する機会も増えつつあるが，著者らのドクターヘリにもサイズ，種類の異なるLMAが常備されている．特定行為として，救急救命士によりLMAがすでに留置されている場合，現場へ急行した医師が気管挿管に変更する必要なしと判断し，そのまま医療機関へ搬送することも決してまれでない．

救急現場で行える処置には限度があるが，初療のうちでも確実な気道確保は絶対に欠かせない．これが確実になされていれば，LMAと気管挿管のどちらでも手段は問わない．外傷症例では，ドクターヘリ医師が頸椎保護の観点から，LMAを積極的に用いるケースも最近では特に多く，決して気管挿管にはこだわらない．

しかし，挿管困難のため，LMAでは十分に気道確保ができない場合は，外科的気道確保（輪状甲状靱帯切開）の適応となる．多少時間的余裕があるならば，気管チューブにLightwand（トラキライト™）を通した状態で，ファーストラック™内腔を進めるのも一法である．咽頭部を透過する灯りの位置を確認しながら，ファーストラック™レバー部の操作により，チューブ先端を声門へ誘導することが可能であり，院内と異なり気管支ファイバを利用できない救急現場では有用な方法である．このようなLMAの利用方法を考えると，ファーストラック™はレバーの操作で位置の微調整ができる点で救急処置室ではもちろんのこと，プレホスピタルケアのデバイスとしても優れている．

以上よりファーストラック™は，標準型LMAなどと一線を画した極めてユニークなデバイスといえる．しかし，咽頭粘膜にかかる圧力は，標準型LMAなどでは2〜20cmH$_2$Oと意外に低いのに対し，ファーストラック™ではさらに高い圧力となり，毛細血管灌流を阻害する．したがって，ルーチンに使用するのではなく，気道確保困難で気管挿管の必要性が高い場合などに限るべきである．

(2) プロシール™

プロシール™の利点を考慮すると，救急領域で広く受け入れられる可能性があり，今後この点について研究が精力的になされるであろう．

5. LMAと誤嚥

緊急時には，用いるデバイスが何であれ，フルストマックと誤嚥は救急医療では常に注意すべきことである．気管挿管が最も確実に誤嚥から気道を守る手段であり，気管挿管時には輪状軟骨圧迫が行われる．LMAの挿入時に輪状軟骨圧迫を行った場合には，挿入が容易になる場合もあれば，むしろやりにくくなることもある．しかし，輪状軟骨圧迫なしでは成功率は95％であったのに対し，圧迫を加えると80％へ低下し[13]，輪状軟骨圧迫を片手で行う場合の影響はわずかだが，両手でしっかり圧迫するとさらに成功率は低くなる．以上より，一般的にはLMA挿入時の輪状軟骨圧迫は勧められない．しかし，いったん留置されたLMAで換気状態を確認しながら，輪状軟骨圧迫を行うことは，胃内容の逆流防止効果がある．

誤嚥の頻度は10,000例に2例とされ[14]，これは，全身麻酔時の気管挿管と同等の頻度とされるが，救急領域ではこれより高い頻度で発生すると予想される．挿入スキルの未熟，対象にハイリスク患者が多いなどがその理由であり，あくまでバッグバルブマスク換気とほぼ同程度の危険性を伴うと考えるべきである．

しかし，誤嚥は必ずしも胃内容だけではなく，顔面外傷患者では，血液の気管内流入も深刻である．顔面外傷では，頸椎保護のみならず，顔面の変形により，気管挿管をすぐに実施できない症例もある．そのうえ，意識障害により咳反射が減弱した状態では，血液誤嚥の危険性が高まるが，LMAを留置すると声門部が覆われるため，血液流入を軽減できる．

6. おわりに

LMAは完璧に気道を確保するものでもなく，常に誤嚥の危険性を伴う．しかし，そのためにLMAの適応が狭まるものでもない．何故なら，気道緊急の致命的状況から救命するために，時には誤嚥の発生もやむをえないと考えざるをえない．この点をよく理解したうえで，今後はプレホスピタル，救急初療室，ICUなどクリティカルケアのどのような場面でも，LMAの有用性はますます高まるであろう．一方，救急救命士による気管挿管も2004年から実施され，さらにLMAに代わる新たなデバイスとして，perilaryngeal airway（CobraPLA™）なども登場した．したがって，医師をはじめ救急救命士など医療従事者にとって，気道確保法の選択肢が広がりつつあることを踏まえ，それぞれのデバイスの特性を十分に理解し，正しく臨床使用ができるよう心掛けたい．

【参考文献】

1) Katz SH, Falk JL. Misplaced endotracheal tubes by paramedics in an urban emergency medical services system. Ann Emerg Med 2001 ; 37 : 32-7.
2) 中川　隆, 谷川攻一, 金子高太郎, ほか. 病院前救護における気道確保法：気管挿管とEBMに基づいた一考察. 醫事新報 2002 ; 4063 : 75-8.
3) Tanigawa K, Shigematsu A. Choice of airway devices for 12,020 cases of nontraumatic cardiac arrest in Japan. Prehosp Emerg Care 1998 ; 2 : 96-100.
4) Pollack CV. The laryngeal mask airway : A comprehensive review for the emergency physician. J Emerg Med 2001 ; 20 : 53-66.
5) Greene MK, Roden R, Hinchley G. The laryngeal mask airway: Two cases of prehospital trauma care. Anaesthesia 1992 ; 47 : 688-9.
6) Roberts K, Allison KP, Porte KM. A review of emergency equipment carried and procedures performed by UK front line paramedics. 2003 ; Resuscitation 58 : 153-8.
7) Reinhart DJ, Simmons G. Comparison of placement of the Laryngeal Mask Airway with endotracheal tube by paramedics and respiratory therapists. Ann Emerg Med 1994 ; 24 : 260-3.
8) 間渕則文, 石川茂樹, 伊藤彰師, ほか. 無気肺に対するラリンジアルマスクを用いた内視鏡的喀痰吸引法の試み：非挿管のICU入室患者を対象として. 気管支学 1991 ; 13 : 325-9.
9) Fernadez-Jurado MI, Fernandez-Baena M. Use of laryngeal mask airway for prolonged ventilation support in a preterm newborn. Paediatric Anaesth 2002 ; 12 : 369-70.
10) Gandini D, Brimacombe J. Laryngeal mask airway for ventilatory support over a 4-day period in neonate with Pierre Robin sequence. Paediatric Anaesth 2003 ; 13 : 181-2.
11) Arai T, Yamashita M. Differential lung ventilation in an infant using LMA and a long tracheal tube. Paediatric Anaesth 2003 ; 13 : 438-40.
12) 高木省治, 中根　力, 山田桂子, ほか. 心肺機能停止（CPA）症例へのintubating laryngeal mask（ILM）の使用経験. 日臨救医誌 2002 ; 5 : 33-6.
13) Brimacombe J, Berry A, White A. Single-compared with double-handed cricoid pressure for insertion of an LMA. Br J Anaesth 1994 ; 72: 732-4.
14) Brimacombe JR, Berry A. The incidence of aspiration associated with the Laryngeal Mask Airway : A meta-analysis of published literarure. J Clin Anesth 1995 ; 7 : 297-305.

〈中川　隆〉

CHAPTER 7 挿管困難症に対するラリンジアルマスクの使用

　挿管困難症に遭遇する頻度は，報告者によって多少の差があるものの，1～3％[1]，あるいは300～750例に1例（0.29～0.13％）[2,3]といわれている．遭遇する機会は上記のように少ないが，気管挿管は麻酔業務において最も基本的な操作であるため，本症への対策は麻酔科医にとって最も重要な課題の一つである．現在のところ，挿管困難症例に対しては，①意識下挿管，②気管支ファイバスコープやブラード喉頭鏡を用いた挿管，③ラリンジアルマスク（laryngeal mask airway，以下LMA）を介した挿管などが行われている．LMAは喉頭鏡を用いずに盲目的に口腔内へ挿入することにより気道を確保できる．したがって，開口可能な挿管困難症に対しては，LMAによって容易に人工呼吸が可能な気道確保を得られる．しかし，気管挿管に比べてLMAによって得られる気道確保は不完全であるため，長期の人工呼吸を要する例，たとえ気道確保時間が短くても開胸手術症例，あるいは腹臥位をとる例などに対しては気管挿管の施行が不可欠である．

　気管挿管が必要とされる挿管困難症に対しては，LMAと気管支ファイバスコープを併用すると，簡単にかつ患者に苦痛を与えることなく，しかも安全に気管チューブを気管内に挿入することが可能となる．したがって，この方法はLMAの市販が開始された直後からさかんに行われてきたが，最近は気管挿管を目的としたLMA，ファーストラック™（LMA Fastrach™）が市販されたため，気管支ファイバスコープを用いなくてもLMAを介して挿管することが可能となってきた．

　本章では，LMAと気管支ファイバスコープ併用気管挿管法，および挿管用LMAの使用法などについて解説する．

1. LMAと気管支ファイバスコープ併用法

(1) 実施法

　施行にあたっては，症例に適したサイズのLMA，気管支ファイバスコープ，成人には内径6.5mmの気管チューブ，イントロデューサ，さらに気管支ファーバスコープ用コネクタなどを

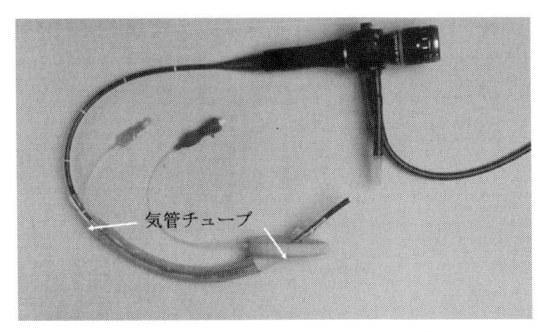

図1 LMAと気管支ファイバスコープ併用法

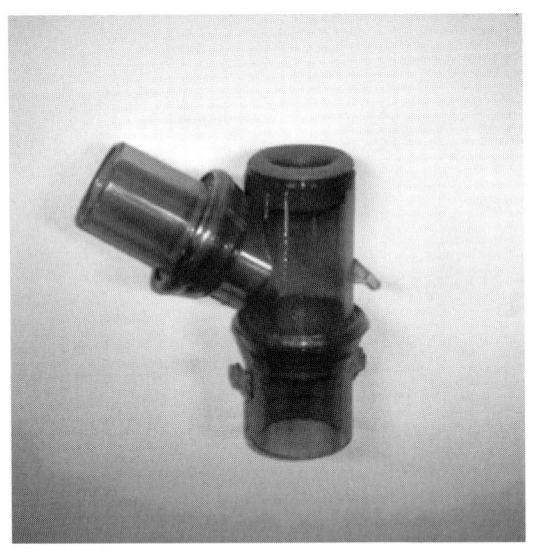

図2 気管支ファイバスコープ用コネクタ

用意する（図1，2）。静脈麻酔薬と筋弛緩薬による全身麻酔下に通常の方法によりLMAを挿入し，次いで表1に示した手順に従い，LMAの開口部から気管に挿入された気管支ファイバスコープに沿って気管チューブを挿管する。なお静脈麻酔薬には1.5〜2.0mg/kgのプロポフォールを，筋弛緩薬にはベクロニュウムブロマイドを用いてるが，筋弛緩薬の投与が躊躇される場合はフェンタニルを使用してもよい。

(2) 利点

LMAの挿入は，挿管困難症に対しても通常の症例とそれほど変わらず行える。本方式の利点を明らかにするため，気管支ファイバスコープ単独使用時との比較を表2に示した。LMAと気管支ファイバスコープを併用した場合には，患者が完全に意識を喪失した後に気管支ファイバスコープの使用を開始するため，患者には苦痛はまったくない。気管支ファイバスコープ単独による気管挿管法において，一番問題となるのは，気管支ファイバスコープの使用に慣れない者では気管の検出が難しいことである。しかし，本方法では，LMAを挿入すると，図3に示したようにLMAマスクの開口部は気管入口部に向かい合った位置になり，LMAのチュ

表1　LMAと気管支ファイバスコープ併用による気管挿管

1	LMAを挿入する
2	LMAのチューブ内へ気管チューブを通した気管支ファイバスコープを挿入する
3	気管支ファイバスコープを気管内へ進める
4	気管支ファイバスコープに沿って気管チューブを気管内へ挿入する
5	気管支ファイバスコープを抜去する
6	イントロデューサを気管チューブ内へ挿入する
7	LMAを抜去する
8	必要ならば，イントロデューサに沿って径の大きい気管チューブを挿管する

表2　気管支ファイバスコープ単独とLMA併用法の比較

	気管支ファイバ単独	LMA併用
麻酔法	鎮静薬投与下	全身麻酔下
呼吸	自発呼吸	調節換気
患者の苦痛	（++）	（−）
難易度	熟練を要す	やさしい
挿管に要する時間	長い	短い
気道確保の獲得	操作の最終段階	操作開始時
操作中の人工呼吸	不可	可能

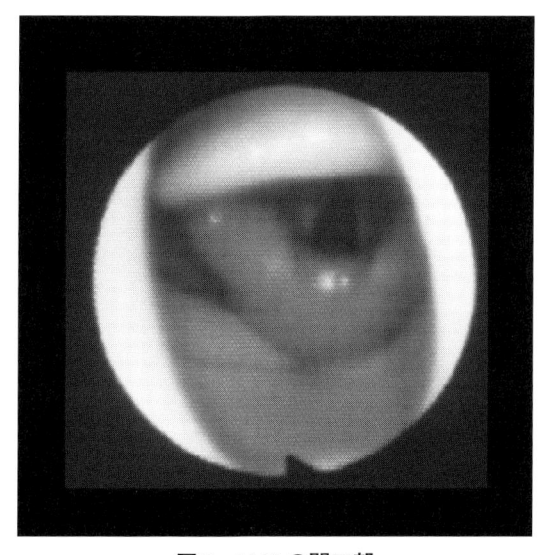

図3　LMAの開口部

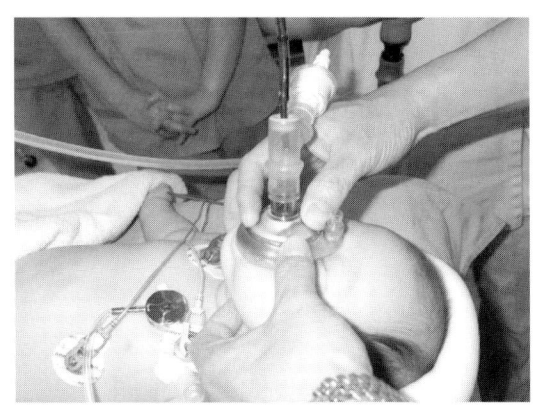

図4 通常のマスク使用時における人工呼吸の実施

ーブ内に気管支ファイバスコープを挿入すれば，特別な操作を行わなくとも，簡単に気管入口部をみつけることができる。したがって，LMA併用法を行えば，たとえ気管支ファイバスコープの使用に習熟していない試技者にも，気管の検出は極めて容易である。LMAを併用しないでファイバスコープ単独で気管挿管する場合は，操作中に人工呼吸を行うことはできない（ただし，図4に示したように通常のマスクに図2のコネクタを併用すると，人工呼吸は可能になる）。一方，LMA併用時には専用コネクタを用いれば，LMAのチューブ内に気管支ファイバスコープを挿入している間も多少回路内圧は高くなるが，換気が可能である。したがって，たとえ気管の検出に手間どっても，低酸素血症に陥る可能性は少ない。

　以上のように，本法を用いると安全にかつ短時間で気管挿管が可能であり，ハロージャケット装着患者を中心に検討したところ，LMAの挿入を開始して平均すると13.5分後に気管挿管が終了している[4]。

(3) 問題点

　最終段階になり，気管チューブに気管支ファイバスコープを通した状態では，上記のコネクタを用いることはできない。したがって，LMA挿入後はコネクタを装着して人工呼吸を行いながら気管支ファイバスコープをコネクタの上部より挿入して気管を探す。そして気管を見いだしたならば，一度気管支ファイバスコープを抜去し，気管支ファイバスコープに気管チューブを通して再度LMAのチューブ内へ気管支ファイバスコープを進める。しかし，この際にコネクタが存在するとコネクタの入口部の径が細いため，気管チューブは入口部を通過できない。そのため，実際に気管チューブを気管内へ挿入するときは，コネクタを外して直接LMAのチューブ部の末端に気管チューブを通した気管支ファイバスコープを挿入する。したがって，最終段階でコネクタをはずしてから気管支ファイバスコープを抜去するまでの間は，人工呼吸を施行できないが，この間は極めて短時間である。

a. 気管チューブの誤抜去

気管チューブを気管へ挿入した後は，チューブを保持してLMAを抜去しなくてはならない（抜去しないと気管チューブの固定性が低下する）。しかし，LMAのチューブと気管チューブの末端との間にあまり差がないため，この操作を慎重に行わないと，LMA抜去時に気管チューブまで誤って抜いてしまうことがある。したがって，あらかじめ気管チューブ内にイントロデューサを挿入留置しておくと固定性が高まり，気管チューブの誤抜去を防止できる。またたとえチューブが抜けても，イントロデューサに沿ってチューブを再挿入することが可能である。あるいは，イントロデューサだけを残して，気管チューブとLMAの両者を抜去して改めて適切なサイズの気管チューブをイントロデューサを介して挿管してもよい。イントロデューサがないときには，カフのないID 6.0mmの気管チューブの先端をすでに挿管したチューブの末端に押し込んで2本の気管チューブを連結すると，チューブの長さに余裕ができるため，安全にLMAを抜去できる。

b. カフのガス注入口

LMAを抜去する際にもう一つ問題となるのは，気管チューブのカフへ空気を注入するガス注入口の存在である。このガス注入口により通過障害を生じてLMAを抜去できないことがある。したがって，気管チューブを選択する際には，ガス注入口が障害とならないものを選ぶとよい。

c. 気管チューブのサイズ

LMAを併用して気管挿管する際は，当然のことではあるが，LMAのチューブの径より細い気管チューブしか用いることができない。したがって，サイズ2のLMAでは5.5mmの，一方サイズ3および4使用時には6.5mmの気管チューブが最大となる。内径が6.5mmの気管チューブでは体の大きい成人例に対しては換気を行いにくいため，前述のようにイントロデューサ挿入後LMAと気管チューブを同時に抜去し，イントロデューサに沿ってより径の太い気管チューブを挿管しなくてはならない。

2. 挿管用LMAによる気管挿管

標準型LMA（LMA Classic™）と気管支ファイバスコープ併用気管挿管法の問題点（**表3**）を解消するため気管挿管を目的とした挿管用LMAが開発された（**図5**）。

(1) ファーストラック™の概要

気管支ファイバスコープを使用しなくても，ただ単にLMAのチューブ内へ適切な径の気管チューブを挿入するだけで気管挿管が可能である，というのがファーストラック™の利点で

表3 挿管補助具として標準型LMAの問題

シャフト	径細い →	成人用チューブ通過不能
	長い →	チューブの十分な挿入難
	柔らかい →	操作中の機能不良
開口部	スリット →	チューブの通過不良

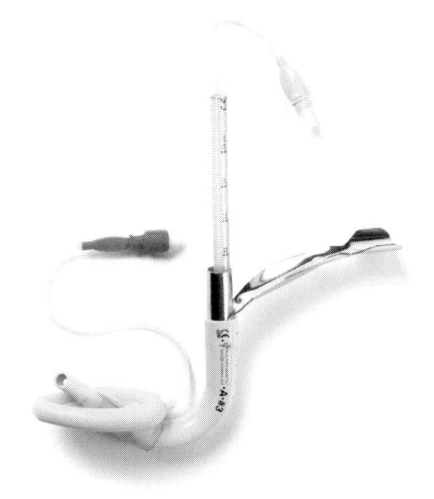

図5 挿管用LMA（ファーストラック™）と専用気管チューブ

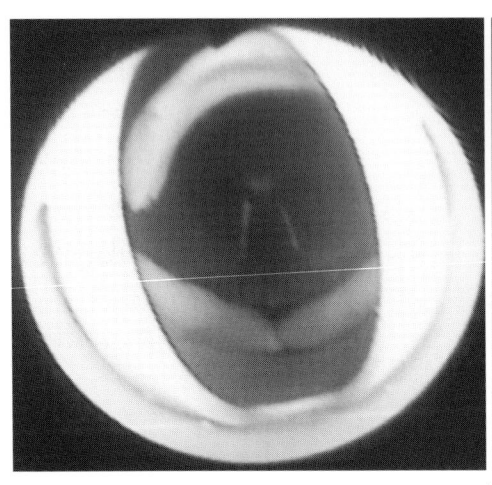

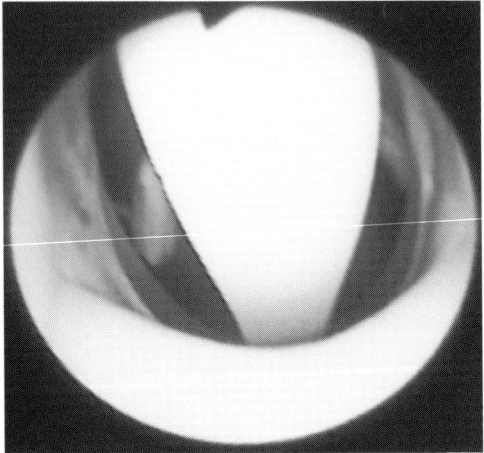

a | b

図6 LMA開口部
(a) 標準型LMA
(b) ファーストラック™LMA
(a) ではスリットが，一方 (b) では喉頭蓋挙上バーが見える。

ある。この挿管用LMAでは，チューブを金属製にし，内径を10mmに拡大したため内径が8.0mmの気管チューブを挿入できる。その上，気管チューブの挿入時に障害となる開口部のス

表4 標準型LMAとファーストラック™LMAの比較

		標準型LMA	ILMA
シャフト	径	10mm（#4）	13mm（#4）
	長さ	21cm（#4）	15cm（#4）
	形	非解剖学的彎曲	解剖学的彎曲
	性状	柔らかい	金属製，硬い
マスク	開口部	スリット	喉頭蓋挙上バー

リットに代わって喉頭蓋挙上バーを採用し（図6），さらに挿管後にLMAを抜去しやすいようにLMAのチューブの長さも短くしている（表4）[5]。またファーストラック™用の気管チューブ，さらにLMAを抜去時の気管チューブの誤抜管を防止するチューブ固定器具なども用意されている。

　ファーストラック™にはチューブに解剖学的な彎曲があるため，金属製のハンドルを操作するだけで患者の頭部を後屈しないで，また術者の指を口腔内へ挿入しなくても簡単に良い位置へと挿入することが可能である。ファーストラック™を用いた気管挿管を100症例に行ったKaplia[6]らは，93例で気管挿管が可能であり，失敗した7例のうち5症例は最初の20例に含まれていたため，技術の習熟によって成功率は向上すると報告している。また，気管チューブ挿入前に気管支ファイバスコープを用いて，挿入状況と気管挿管の成績とを比較しているが，良好な位置にファーストラック™が挿入された例では1回の試技で挿管できる率が高かった。しかし，良い位置に挿入したにもかかわらず挿管できなかった症例もあり，ファーストラック™にはまだ改善の余地があると述べている。一方，Brainら[7]も150症例に対し挿管用LMAを用いたところ，1症例以外では無事気管挿管できたという。なお，半数例ではLMAのチューブ内へ気管チューブを挿入しただけで，何の抵抗もなく挿管でき，全例における1回試技による挿管成功率は47％であったと述べている。最も興味のもたれる挿管困難症に対するファーストラック™の成果[5]についても検討し，13例の挿管困難症に対して100％の成功率を得ただけでなく，1回試技での挿管率は77％（13例中10例）であり，通常例における成績よりもよい結果を得ている。上下の歯裂間が2cm以上存在するならばファーストラック™の挿入は可能である。

(2) ファーストラック™の使用法

　プロポフォールを用いて麻酔を導入し，十分な筋弛緩を得た後に患者の頭部を後屈しないで，ハンドル部を操作してファーストラック™を挿入する（著者の検討では標準型LMAよりも挿入しやすい）。カフを膨らませた後は陽圧換気によって肺の膨らみを確認し，次いでLMAのチューブ末端から気管チューブを挿入する。ファーストラック™専用の気管チューブ（図7）を用いると深さを示す印があり，挿入の参考になる（図8, 9, 10）。抵抗があって気管チューブが喉頭蓋挙上バーを通過しないときには，ハンドルを操作してファーストラック™の

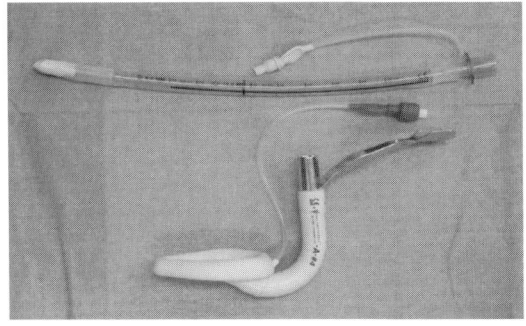

図7 ファーストラック™と専用気管チューブ
気管チューブのカフの容量は小さい

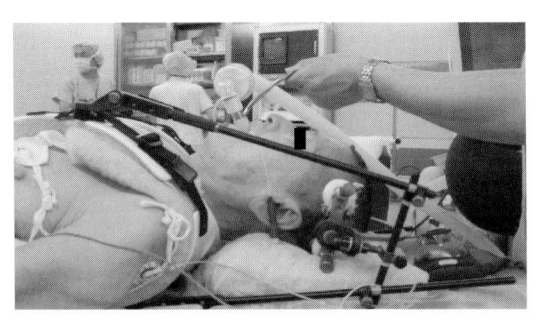

図8 ファーストラック™挿入

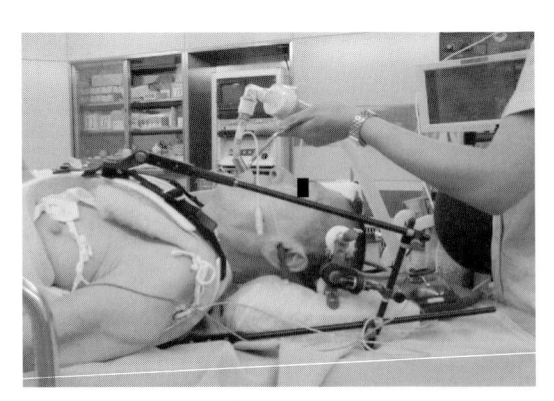

図9 ファーストラック™チューブ内へ気管チューブを挿入

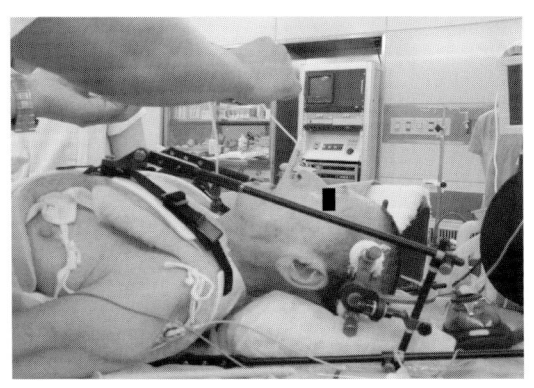

図10 挿管後ファーストラック™を抜去

位置を調節しながらチューブの挿入を試みる。ファーストラック™を用いると必ず気管挿管ができると思いがちであるが，実際にはすべての症例において成功するとは限らない。気管チューブをうまく挿管できない時は，LMAのハンドルを操作して吸気量と呼気量とが十分に得られる位置を探す。人工呼吸によって十分に換気量が得られるのは，LMAが良好な位置に挿入されたことを意味するため，その位置において気管チューブを挿入すると挿管される可能性が上昇する。

何度か試みて挿管できない時は，気管支ファイバスコープを併用する。なお気管支ファイバスコープ併用時は喉頭蓋挙上バーが気管支ファイバスコープの進行を妨げる可能性があるため，気管支ファイバスコープの先端は必ず気管チューブの末端より約1cm手前に位置させる。本LMAを留置すると喉頭部に浮腫が生じると報告されているため，気管チューブを挿管し終わったならば，ただちにファーストラック™を抜去する。

3. まとめ

標準型LMAと気管支ファイバスコープ併用あるいは挿管用LMAを用いると，挿管困難症に対しても容易に気管挿管することが可能となる。

【参考文献】

1) Mallampati SR, Gatt SP, Gugino LD, et al. A clinical sign to predict difficult tracheal intubation; prospective study. Can Anaesth Soc J 1985 ; 32 ; 423-34.
2) Lyons G : Failed intubation; six year's experience in a tesching maternity unit. Anaesthesia 1985 ; 40 : 759-62.
3) Edens ET, Sia RL. Flexible fiberble fiberoptic endoscopy in difficult intubations. Ann Otol Rhinol Laryngol 1981 ; 90: 307-9.
4) 桑迫勇登，安本和正，佐藤暢夫，ほか．Laryngeal mask airwayによる麻酔管理：気管内チューブとの比較検討．麻酔1991 ; 40 : 586-93.
5) 安本和正．ラリンジアルマスクにおける最近の知見．日臨麻会誌1999 ; 19 : 235-43.
6) Kaplia A, et al. The intubating laryngeal mask airway : Initial assessment of performance. Br J Anaesth 1997 ; 79 : 710-3.
7) Brain AIJ, et al. The intubating laryngeal mask. A preliminary clinical report of a new means of intubating the traches. Br J Anaesth 1997 ; 79 : 704-9.

（安本和正）

CHAPTER 8 ラリンジアルマスク類似器具

　気管挿管は，①気道が確実に確保できる，②カフによって胃内容や血液，分泌物の肺への吸入（誤嚥）を防止できる，③気管内の吸引が可能である，④長時間の人工呼吸や陽圧呼吸が必要なときの管理が容易である，などの利点を有することから，手術の麻酔や集中治療における気道確保のゴールデンスタンダードと認識されている。しかし，気管挿管には手技の難しさという欠点があり，米国で行われた多施設調査の報告では，病院外で行われた783症例の気管挿管の成功率は心肺停止患者で92.8％，非心肺停止患者で76.8％であったと報告されているように，迅速かつ確実な対応の求められる蘇生や救命救急の場における気管挿管の有効性については多くの議論がある。

　気管挿管における最も重大な合併症は食道挿管であり，この食道挿管による換気不全を回避し，有効な換気を維持できる器具としてラリンジアルマスク（laryngeal mask airway，以下LMA）をはじめさまざまなデバイスが工夫され，蘇生や救命救急さらには手術麻酔において使用されている。

　ここでは，これまで救命の現場あるいは手術麻酔において用いられてきたLMA以外のさまざまな気道確保デバイスについて紹介する。

1. 食道閉鎖式エアウェイ

　救命救急あるいは蘇生を必要とするほとんどの患者では胃内容が存在し，誤嚥による気道閉塞や肺炎の危険を常に伴う。食道閉鎖式エアウェイは，先端にカフをもつチューブを食道に挿入することによって，胃内容物の逆流と食道への送気流入を防ぎ，途中に設けた側孔あるいは送気用チューブからの送気によって人工呼吸が可能なエアウェイである。食道閉鎖式エアウェイの挿入には気管挿管に必要な喉頭展開操作を必要としないため，手技の習得が容易であり，救急救命士による使用が認められている。

(1) 食道閉鎖エアウェイ，食道胃管エアウェイ

食道閉鎖エアウェイ（esophageal obturator airway，以下EOA）は最初の食道閉鎖式エアウェイとして1973年から緊急時の心肺蘇生に用いられた。EOAは先端を閉鎖した約30cmのチューブで，先端部のカフと多数の送気のための側孔をもち，開放端にはフェイスマスクが取り付けられている。EOAは挿入の容易な食道に盲目的に挿入し，カフを膨らませることで気道と食道を分離し，顔面に密着させたフェイスマスクから呼気をチューブの側孔を介して肺に送気することで換気を行う。また，フェイスマスクにバッグを取り付けて換気を行うことも可能である。

EOAの挿入は5秒程度で行うことができ，気管挿管を行ったときと同程度の1回換気量と酸素化の維持が可能であることから，救急救命士による救急時のエアウェイとして頻用されてきた。しかし，気管内に挿入したときは換気不能となる，フェイスマスクを顔面に密着させることが難しい，気管挿管に移行する際に嘔吐する可能性があるなどの欠点がある。EOAから気管挿管に移行するときには，EOAが入った状態のまま気管挿管を行って気道を十分に確保してからEOAを抜去する必要がある。

食道胃管エアウェイ（esophageal gastric tube airway，以下EGTA）はEOAを改良したもので，胃内圧の減圧を可能とし，また，気管内に挿管されたときでも換気が可能となるように工夫されている。すなわち，チューブの先端は解放してあり，この穴を通して胃内圧の減圧と胃内容の吸引を行うことができる。またチューブには側孔を設けず，換気はフェイスマスクのチューブと別に設けた穴から口腔，咽頭，喉頭を介して行う。また，意図せずEGTAが気管内に挿入された時にもフェイスマスクに取り付けられたチューブから吹き込むことで換気が可能である。

EOAやEGTAは長いチューブを食道内に挿入してカフを膨らませることから，食道疾患患者では重篤な合併症として食道穿孔を来したという報告がある。これらは長い間救急の現場で

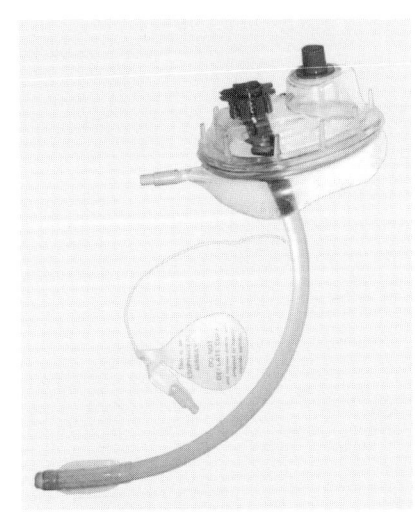

図1　食道胃管エアウェイ

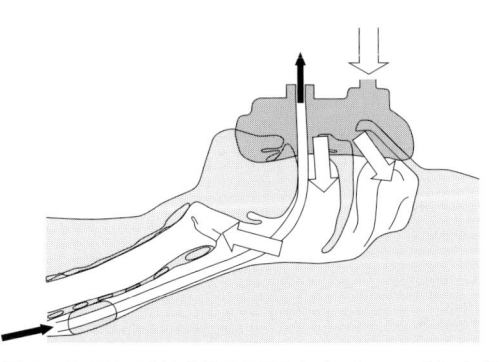

図2　EGTAでは食道に挿入したチューブから胃内圧の減圧と胃内容の吸引を行い。換気はフェイスマスクを介して行う。仮にチューブが気管内に挿入された場合，チューブからの送気が可能である。

使用されてきたが，後述するフェイスマスクを使用せずに蘇生バッグや人工呼吸器での換気が可能なコンビチューブやPTLが利用できるため，現在ではEOAやEGTAの使用はあまり推奨されていない．

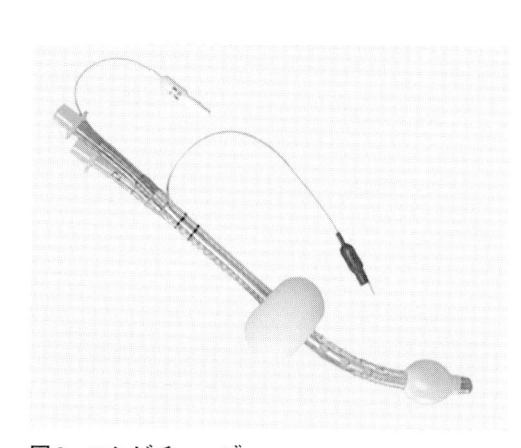

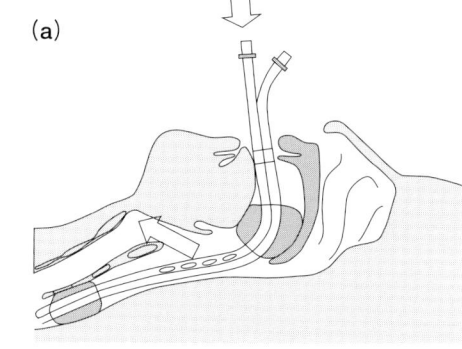

(2) コンビチューブ，PTL

　コンビチューブ（esophageal-tracheal combitube）とPTL（pharyngotracheal lumen airway）は，いずれも2本のチューブを接合した構造（ダブルルーメン）となっており，胃内容の逆流と食道への送気を防止する先端付近のカフと咽頭を閉鎖する大容量のカフを有し，フェイスマスクを必要としない．また，気管内に挿入された場合にも換気が可能な構造となっている．コンビチューブは，全国的に救急救命士が最も多く利用している気道確保デバイスである．

　コンビチューブは，中間部に送気のための側孔のあいた盲端のチューブと胃内圧の減圧のために解放してあるチューブを接合した構造で，食道を閉鎖する先端の小さなカフと咽頭を閉鎖する大きなカフを有する．また，2本のチューブの口腔側にはコネクタが付けられており，いずれのチューブにも蘇生バッグを接続できる．

　コンビチューブは盲目的に食道内に挿入し，先端部と咽頭部のカフを膨らませた後，盲端となっているチューブに送気する．この時チューブが食道内に挿入されていれば，チューブの側孔から気管に送気され，換気に同期した胸部の動きが確認でき，胸部聴診によって呼吸音が聴

図3　コンビチューブ

図4　コンビチューブは，送気と胃内圧減圧のための2つのチューブからなるダブルルーメン構造となっており，大小2つのカフを有する．チューブの口側のコネクタには蘇生バッグや人工呼吸器を接続して陽圧換気が可能である（a）．また，チューブが気管内に挿入された場合にも他方のポートから換気を行える（b）．

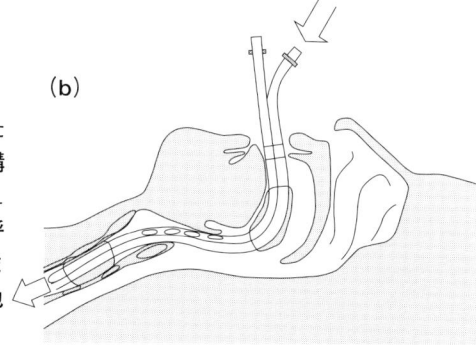

取できる．また，チューブが意図せず気管内に挿入された時には，盲端のチューブからの換気では呼吸音が聴取できず，開放端になっているチューブから送気を行うことで呼吸音が確認できる．気管内に挿入されている時には，通常の気管挿管と同様に先端のカフのみを膨らませて解放されたチューブから換気を行う．

　コンビチューブは，身長が150cm以上の患者用の標準タイプと身長が122〜150cmの患者に用いるSAタイプの2種類が発売されている．

　PTLは，現在欧米においてコンビチューブとともに救急時に最も広く使用されている気道確保デバイスである（2005年現在，本邦では未発売）．PTLもコンビチューブと同様にダブルルーメン構造をしているが，先端カフのついたチューブは長く断端が解放されており，送気のためのチューブは太く咽頭カフの直下までの長さの解放された形状となっている．PTLの使用法はコンビチューブと同様で，聴診によって食道内挿入あるいは気管挿入かを診断し，それぞれに応じたポートから換気が可能である．

　コンビチューブとPTLはその構造上，通常の食道内挿入では気管内吸引を行うことはできない．このため，長時間の呼吸管理が必要な時には，気管挿管に変更する必要がある．

　コンビチューブは，材質が硬いことから咽頭食道部軟部組織の損傷を来したという報告が多くある．また，コンビチューブではEOAやEGTAよりも食道内に留置するチューブが短く，

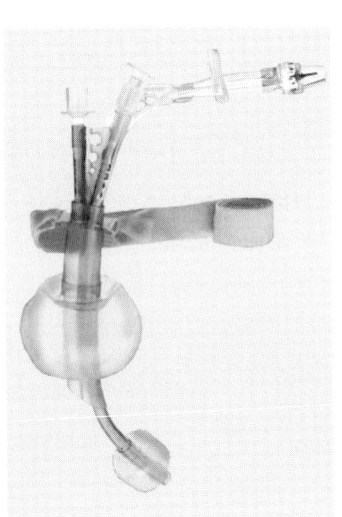

図5　Pharyngotracheal lumen airway（PTL）

図6　PTLは胃内圧減圧のための長いチューブと送気のための咽頭カフ直下までの短いチューブからなり，大小2つのカフを有する．通常PTLは食道に挿入する（a）が，気管内に挿入された場合にも換気を行える（b）．

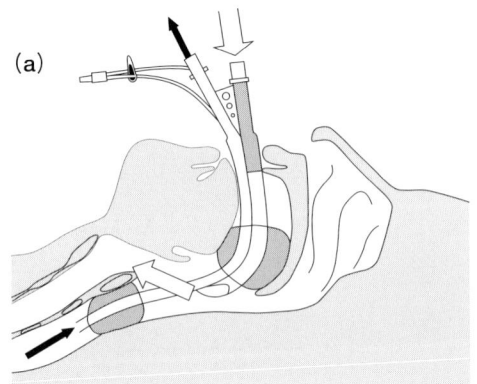

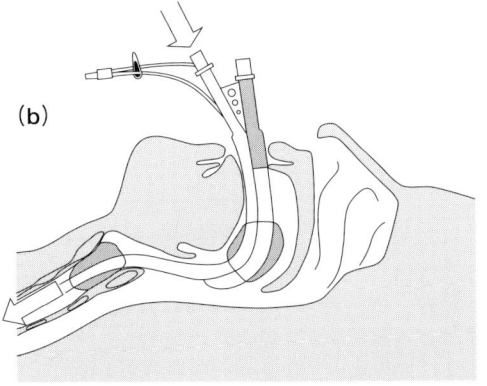

食道穿孔の危険性は少ないとされるが，食道裂傷を発生したという報告もあり，食道静脈瘤など食道疾患を合併する患者には禁忌とされている。

(3) スミウェイ®WB

スミウェイ®WB（Sumiway®WB）は食道内に挿入して換気を行うことを目的に開発されたデバイスで，コンビチューブと同様に先端部の食道閉鎖カフと大容量の咽頭閉鎖カフをもち，チューブの中間部に設けた側孔から送気を行う。コンビチューブでは胃内圧減圧用チューブをもつダブルルーメン構造であるが，スミウェイ®WBはシングルルーメン構造で胃内圧あるいは胃内容は先端部のベント孔から口腔側に設けた管を介して排出される。コンビチューブではその硬い性状から食道粘膜を損傷する可能性が指摘されていることから，スミウェイ®WBではより柔らかい材質とし，咽頭カフの上部をバイトブロック形状として咬合に耐えうる構造となっている。スミウェイ®WBは，誤って気管内に挿入されたときにはその構造から換気は不可能である。

スミウェイ®WBは一種類のサイズしかなく，身長が130～185cmまでの成人に用いられる。

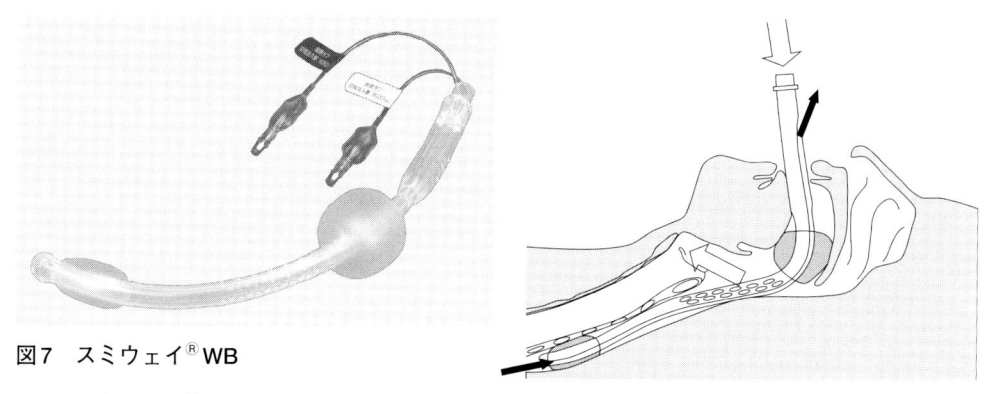

図7　スミウェイ®WB

図8　スミウェイ®WBは食道内に深く挿入する食道カフと咽頭カフをもつシングルルーメンチューブで，チューブ先端から口側端までの胃内圧減圧チューブを備える。

(4) ラリンジアルチューブ

ラリンジアルチューブは食道内に挿入することを目的に開発されたチューブで，先端部と咽頭に相当する部位の2カ所にカフを設け，その間に楕円形の穴をあけたシングルルーメンチューブ（laryngeal tube，以下LT®）として1999年に発売され，その後，胃内圧の減圧と胃チューブの挿入可能な構造としたダブルルーメンチューブ（laryngeal tube suction，以下LTS™）が2002年に発売された（2003年現在，LTS™は本邦では未発売）。LT®には新生児から成人まで使用可能な6種類のサイズ（size 0～5）があり，LTS™では学童から成人までの3種類のサイズ（size 3～5）がある。

ラリンジアルチューブはコンビチューブやPTLと同様に，食道と咽頭をカフによってシールし，その間の穴から送気を行うことで換気が可能となる構造である。特にダブルルーメン構

図9 Laryngeal Tube™ と Laryngeal Tube Suction™
LTS™は胃内圧減圧のためのチューブをもつダブルルーメンチューブである。

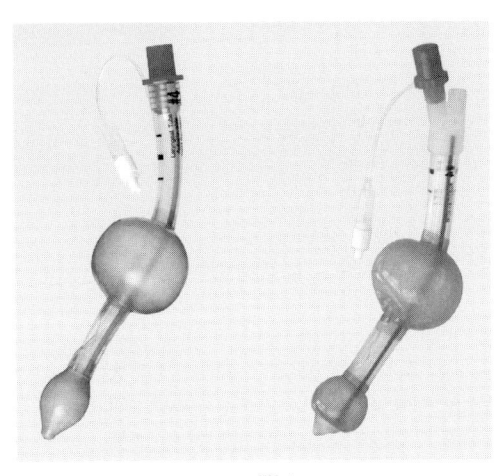

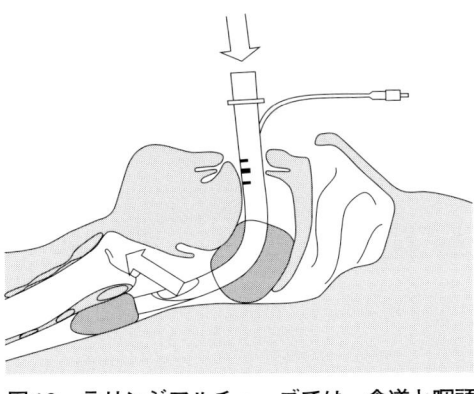

図10 ラリンジアルチューブでは，食道と咽頭をカフによってシールし，その間の穴から送気を行うことで換気を可能とする。

造のLTS™の形状はコンビチューブに似ているが，コンビチューブより短く，柔らかい材質で，2つのカフを膨張させるための送気は一つのパイロットチューブで同時に行う。LTS™では14Frまでの胃チューブが挿入可能であるが，この管からの送気はできない。

ラリンジアルチューブの機能と操作方法はLMAに類似している。いずれも陽圧換気が可能であり，LMAでは楕円形のカフによって喉頭の外側を密閉するのに対して，ラリンジアルチューブでは食道入口部のカフと咽頭カフによって喉頭を周囲から独立させ，チューブから送気する。また，気管内吸引を可能とする工夫がなされ，換気用の側孔の内部は声門に向かって傾斜している。

LT®は2002年に厚生労働省より心肺蘇生時に救急救命士によって使用されることが認可された。

(5) Cuffed Oropharyngeal Airway

Cuffed oropharyngeal airway（以下，COPA）は中空構造のGuedel-typeの経口エアウェイに口咽頭カフを設け，口端は呼吸器に接続できるコネクタ形状となっている。COPAの基本的な形状は一般的な経口エアウェイと同じであるため，口腔内への挿入が容易である。口咽頭カフを膨張させることである程度の陽圧換気が可能で，短時間の麻酔や救急時の気道確保，人工呼吸に使用する目的で開発された。

COPAの適応はLMAと同様で，LMAより咽頭部への刺激，不快感が少ないとされる。COPAには4つのサイズが用意されており，患者に適応したサイズを選択することが重要である。また，気道の維持のために頭部後屈やオトガイ挙上などの補助的な操作を行うことが勧められており，この点においてLMAに劣る。スムーズな換気状態を得るためには，患者個々に対する対応が必要であり，円滑な換気を得るのは必ずしも容易ではなく，緊急時の標準的な使

図11　COPA

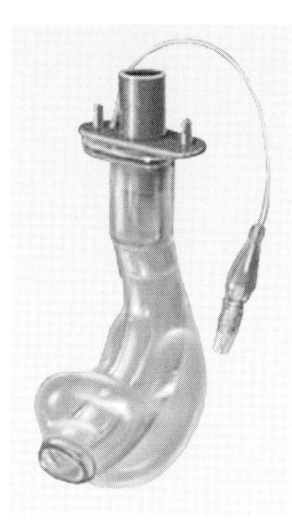

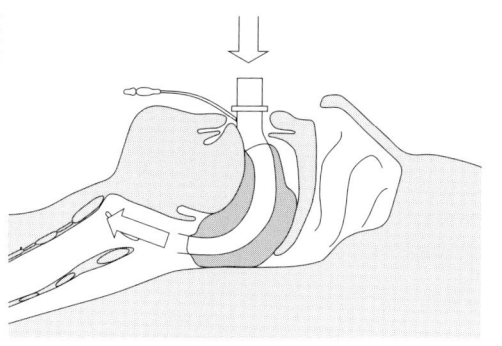

図12　COPAは中空構造の経口エアウェイに大容量の口喉頭カフを備え，コネクタから換気が可能である。食道を閉鎖する構造をもたないため胃内容の疑われる患者では誤嚥の危険性が生じる。

用という点においてCOPAは問題を残す。

　COPAは食道を閉鎖する機構を有さないため，LMAと同様に胃内容の存在が疑われるときには使用できない。また，自発呼吸がない場合の人工呼吸では確実性に欠けることから，長時間の調節換気での使用は推奨されない。現在，COPAの製造は中止されている。

2. 気道確保デバイスの適応と選択

　本稿で紹介したさまざまな気道確保デバイスは，習熟を要する喉頭鏡による喉頭展開を必要とする気管挿管を行わなくても気道確保と陽圧換気を可能とすることを目的に開発されたもので，救急の現場あるいは手術室における挿管困難症例での麻酔管理などに広く利用されている。

　1973年に開発されたEOAあるいはEGTAは，気管挿管に習熟していない救急救命士でも気道の確保と人工呼吸が可能で，胃内容の存在する心肺停止患者に対する有効な気道確保デバイスとして長い間使用されてきた。しかし，用手的に気道を確保しながらフェイスマスクを適合させることは困難で，さらに意図せず気管内に挿入された時に換気ができないなどの欠点があった。その後開発されたコンビチューブやPTL，スミウェイ®WBでは，咽頭カフを設けることで舌根沈下による気道閉塞を防止し，さらに蘇生バッグや人工呼吸器による陽圧換気が可能な構造となっている。また，コンビチューブやPTLでは気管内に挿入された場合でも換気を可能とする工夫がなされていることから，今日，救急の場で広く使用されている。

　意識レベルの低下による舌根沈下を防止し，さらに呼吸補助を容易に行うことを目的に開発されたデバイスが本書で詳述したLMAであり，本稿で紹介したいくつかの食道閉鎖式エアウェイもLMAと同様の機能を有する。さらに，LMAやラリンジアルチューブでは胃内圧の減

圧と胃内容吸引を可能とする工夫の加えられた製品も市販され，その適応も手術時の麻酔から救急の場へと広がっている。

　気道確保のゴールデンスタンダードとしての気管挿管の地位は今日でも揺るぎない。特に長期間の気道確保，人工呼吸の必要な時，気管内吸引を必要とする時，また胃内容の存在によって誤嚥性肺炎の危険性のある時に気管挿管に勝るデバイスは存在しない。しかし，気管挿管の手技は難しく，特に筋弛緩薬を使用しない時や，手術室以外あるいは病院外で行う緊急時の気管挿管の成功率は決して高くない。特に初心者が施行する場合には患者に傷害を及ぼす危険性があり，AHAガイドライン2000では病院前救護における気管挿管の危険性が強調されている。

　救急現場での適切な気道確保は救命のカギである。しかし，救急現場での気道確保ほど難しいものはなく，麻酔医が行っても気管挿管が困難であることは少なくないことから，気管挿管に替わる有効な気道確保デバイスの使用法を習熟しておくことが，病院外や手術室以外での救急現場においては特に重要である。これらの代替デバイスにおいても確実な手技を維持するためには継続した訓練が不可欠であり，このための教育・トレーニング体制の整備が急務であり，新たな再教育・評価機構の構築が必要と考えられる。

【参考文献】

1) 古賀義久，編．気道確保ハンドブック：気道確保からみた臨床麻酔と危機管理．東京：真興交易，1999．
2) International ECC, CPR guideline 2000, Circulation 2000；102［Suppl I］．
3) 平澤博之．救急救命士による適切な気道確保に関する研究班．厚生労働省科学特別研究事業平成13年度総括研究報告書，2002．
4) Wang HE, Kupas DF, Paris PM, et al. Preliminary experience with a prospective, multi-centered evaluation of out-of-hospital endotracheal intubation. Resuscitation 2003；58：49-58．
5) Rocca B, Crosby E, Maloney J, et al. An assessment of paramedic performance during invasive airway management. Prehosp Emerg Care 2000；4：164-7．
6) Nolan JD. Prehospital and resuscitative airway care：Should the gold standard be reassessed? Curr Opin Crit Care 2001；7：413-21．
7) Deakin CD. Anaesthetists are best people to provide prehospital airway management. BMJ 2000；320：1005．

（髙杉嘉弘，古賀義久）

和文索引

■あ
亜酸化窒素 24

■い
胃管挿入 19
胃食道逆流防止作用 25
位置異常 19
胃内へのガス流入 33
咽頭，喉頭反射 26

■え
液体流入 32
嚥下運動 22, 25
嚥下時違和感 36

■お
嘔吐・嘔気 35

■か
ガスが漏れ 24
カフ周囲からの気体漏れ 32
下部食道括約筋 23
カフ内圧 24
眼圧 28
換気困難 20

■き
気管支ファイバースコープ併用
　気管挿管法 73
気管切開 59
気管チューブの誤抜去 77
気管用ラリンジアルチューブ
　18
気道内圧 24
気道の刺激性 27
救急救命士 64
胸部交感神経遮断術 54
筋弛緩薬 26
金属ハンドル 19

■け
頸椎損傷 60

■こ
外科的気道確保 70

高次心血管救命処置 65
喉頭蓋持ち上げ弁 18
喉頭痙攣 22, 25
誤嚥 2, 25
呼気終末二酸化炭素ガス分圧
　37
呼吸仕事量 27
コンビチューブ 64, 85

■さ
サイアミラール 26
サイズの決定法 16

■し
死腔量 27
術後咽頭痛 36
術後合併症 35
上部食道括約筋 22
食堂胃管エアウェイ 84
食道内圧 25
食道閉鎖エアウェイ 84
食道閉鎖式エアウェイ 64
新生児仮死 69
心肺蘇生 65

■す
スパイラル™型LMA 4
スミウェイ®WB 87

■せ
舌根沈下 16

■そ
挿管困難症 73
挿管用LMA 5
挿入法 39
挿入補助器具 44

■た
唾液分泌増加 37

■て
ディスポーザルLMA 8

■の
脳神経麻痺 37

■は
発声障害 36

■ひ
標準型LMA 1
標準的な挿入法 39

■ふ
フルストマック 71
フレキシブル™型 3
プレホスピタルケア 63
プロポフォール 26
分離肺換気 69

■ま
マスク 12
マスク開口部 13
マスクサイズ 15

■も
毛細血管圧 25

■ら
ラリンジアルチューブ 87

■り
輪状甲状靭帯切開 70
輪状軟骨圧迫 71

■ろ
老齢者の麻酔 59

欧文索引

■C
COPA 88
Cuffed oropharyngeal airway 88

■G
Goldmanマスク 12

■H
H_2ブロッカー 52

■L
LMA Classic™ 1
LMA Flexible™ 3
LMA ProSeal™ 3
LMAのサイズ 8
LMAの正常位置 13

■M
Magill位 16

■P
PTL 85

■S
sniffing位 16

ラリンジアルマスク一覧

● 標準型 LMA ●

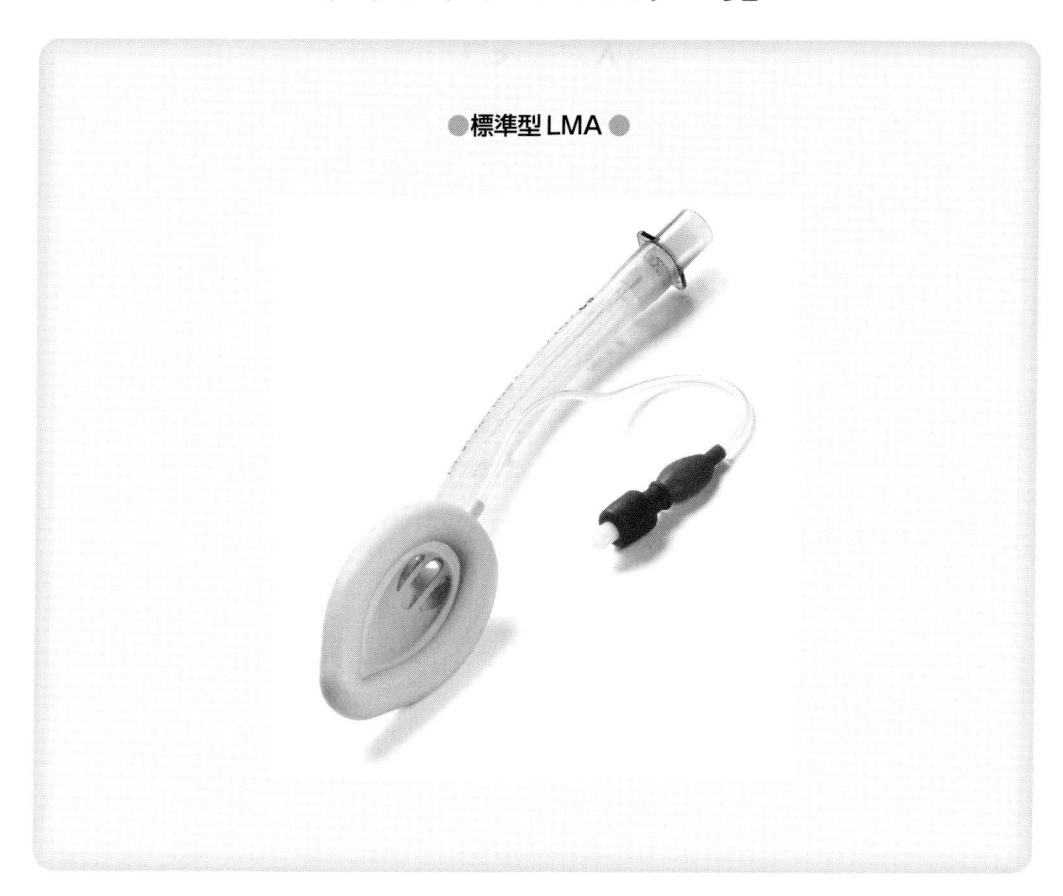

● 標準型 LMA ●

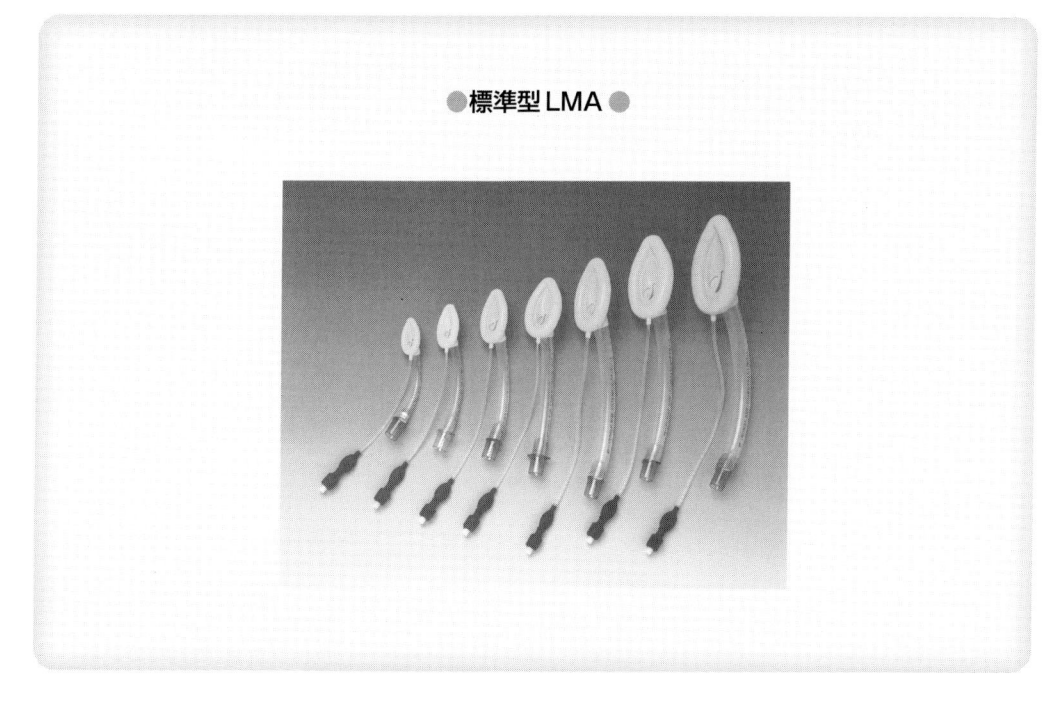

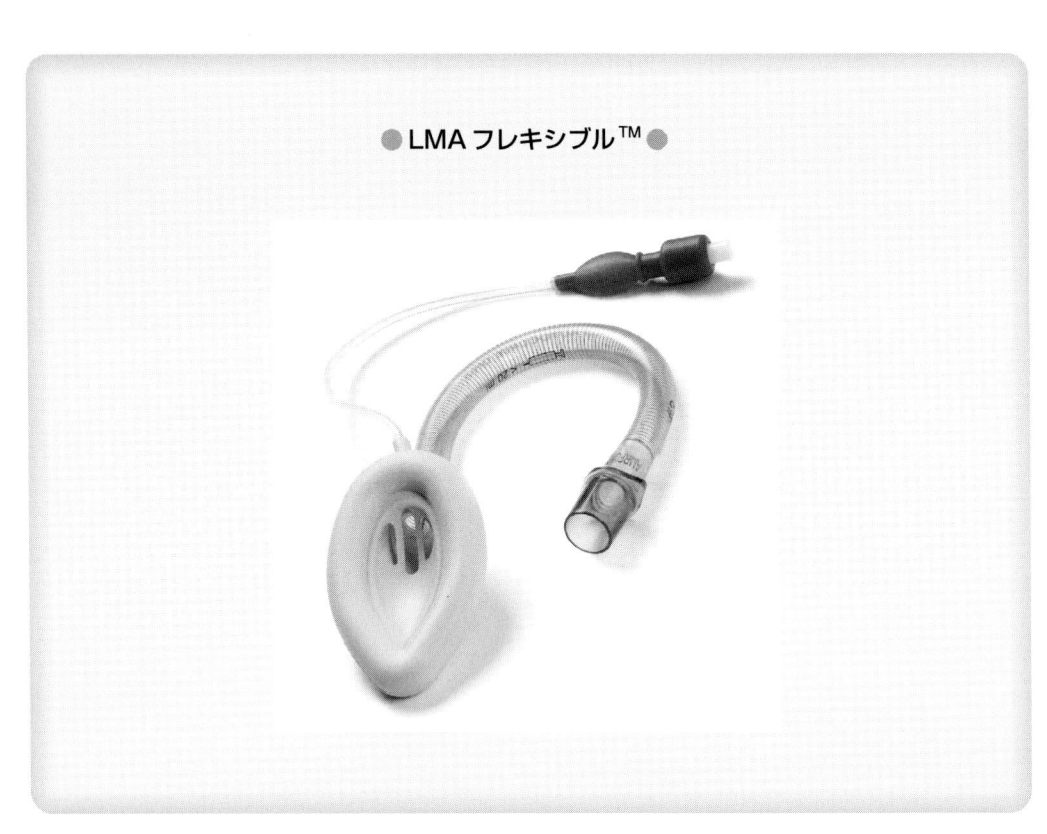

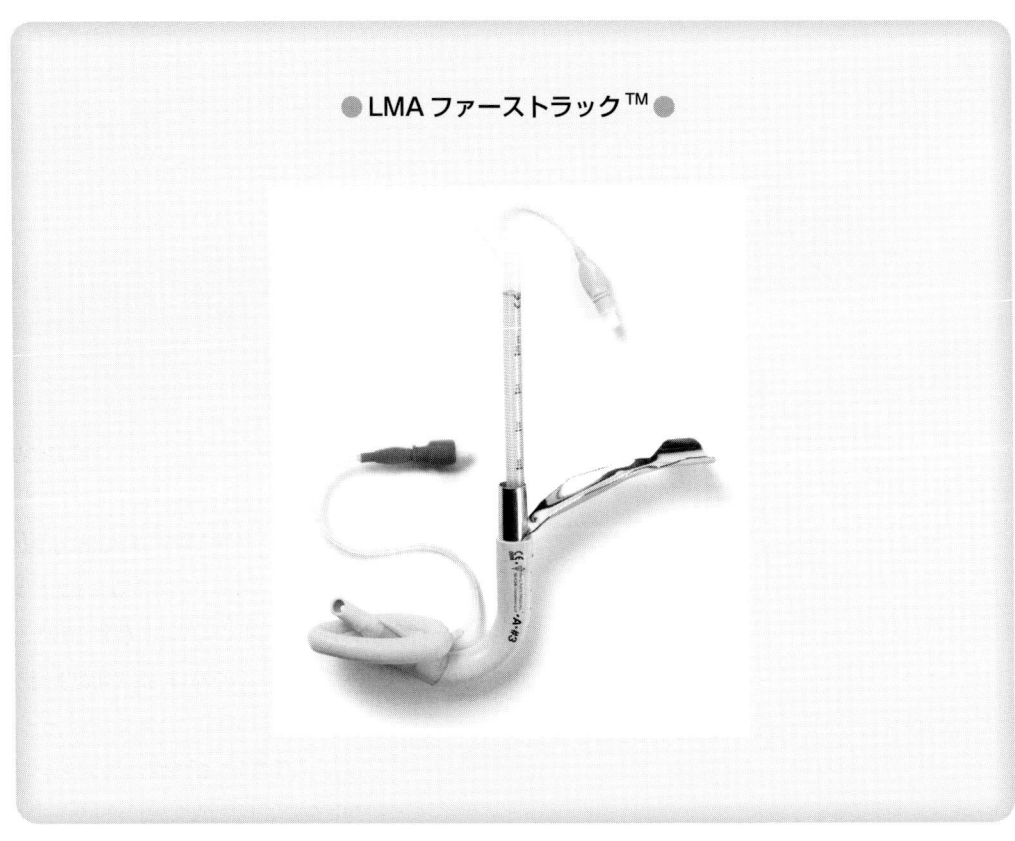

● LMA フレキシブル™ ●

● LMA ファーストラック™ ●

● LMA プロシール™ ●

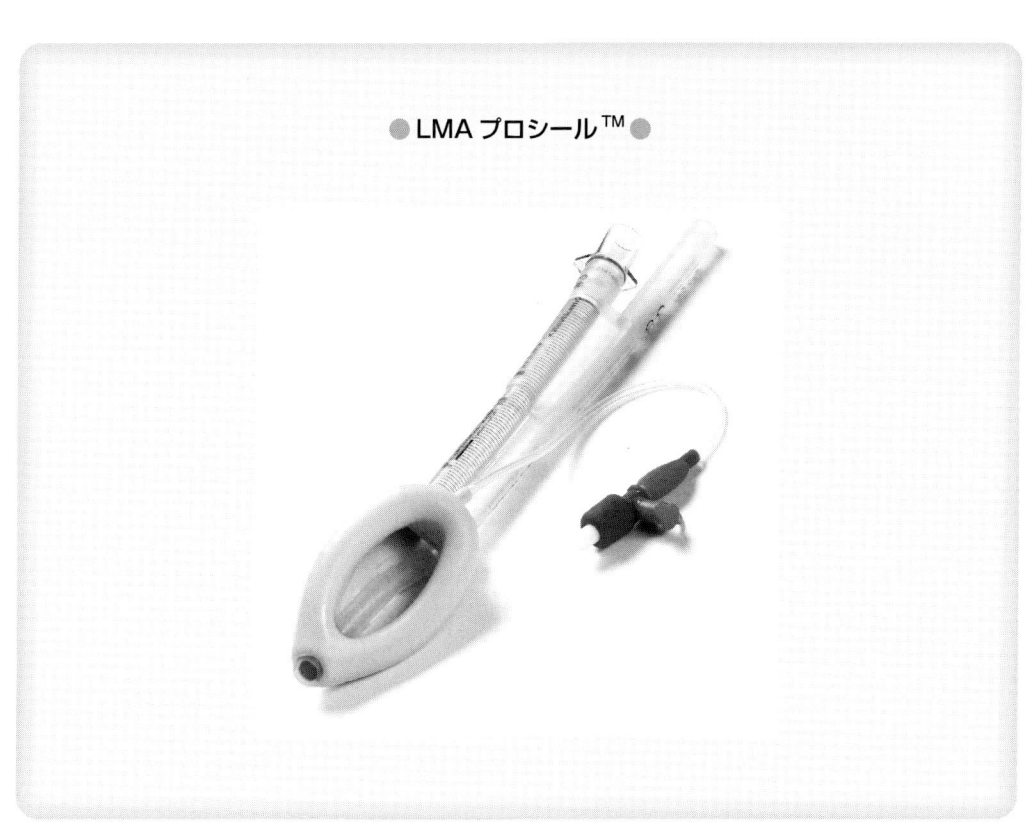

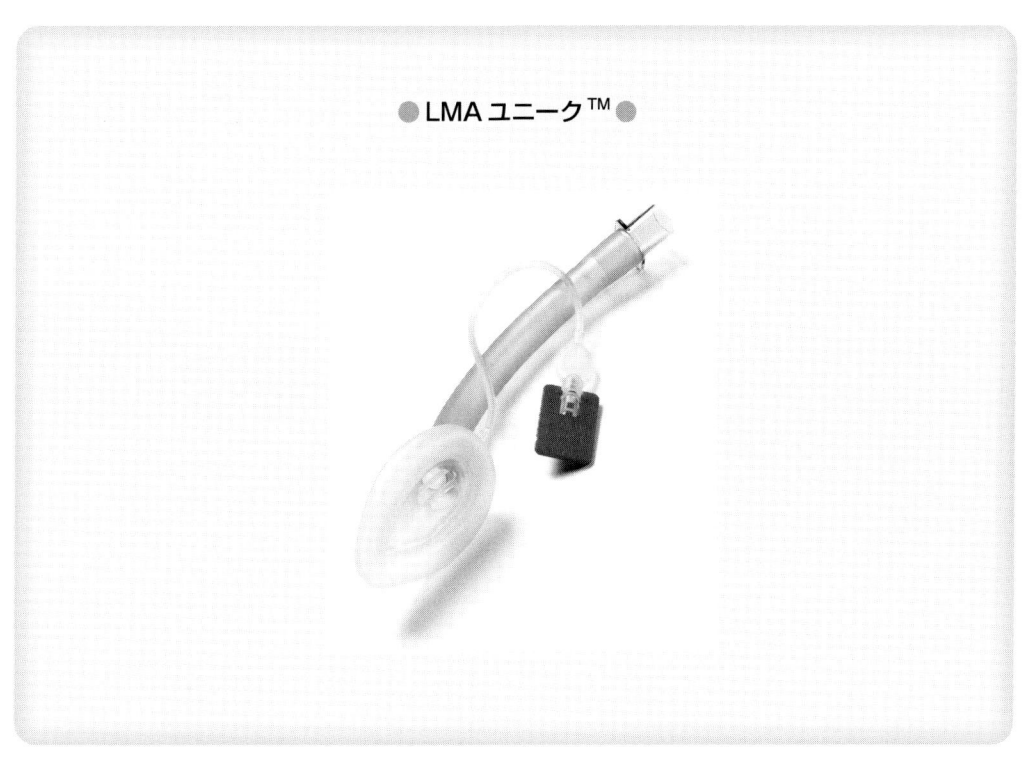

● LMA ユニーク™ ●

最新ラリンジアルマスク	〈検印省略〉

2005年5月25日　第1版第1刷発行

定価（本体3,000円＋税）

著　者　安本和正
発行者　今井　良
発行所　克誠堂出版株式会社
〒113-0033　東京都文京区本郷3-23-5-202
電話(03)3811-0995　振替00180-0-196804

ISBN4-7719-0288-7 C 3047 ¥3000 E　　印刷　株式会社シナノ
Printed in Japan © Kazumasa Yasumoto 2005

・本書の複製権・翻訳権・上映権・譲渡権・公衆送信権（送信可能化権を含む）は克誠堂出版株式会社が保有します。
・[JCLS]＜㈱日本著作出版権管理システム委託出版物＞
本書の無断複写は著作権法上での例外を除き禁じられています。複写される場合は，そのつど事前に㈱日本著作出版権管理システム（電話 03-3817-5670，FAX 03-3815-8199）の許諾を得てください。